制吐薬
適正使用ガイドライン

2023年10月改訂 | **第3版**

Clinical Practice Guidelines for Antiemesis 2023

日本癌治療学会
Japan Society of Clinical Oncology

編

金原出版株式会社

刊行にあたって

　Minds のガイドラインライブラリで「がん」と入力して検索すると 380 ものガイドラインが出てきます（2023 年 8 月現在）。高血圧や糖尿病などの成人病よりもはるかに多い数のがんに関するガイドラインが存在するということは，それだけ多くの医師，医療関係者，患者，一般市民が困っているということを示しているのだと思います。日本癌治療学会はがんに関する診療ガイドラインを多数作成していますが，臓器・領域横断的な学会として，特にがんの支持療法に関するガイドラインに力を入れています。その代表的なものが「制吐薬適正使用ガイドライン」です。

　「制吐薬適正使用ガイドライン」は 2010 年に初版を刊行し，2015 年に第 2 版，途中の部分改訂を挟みながら，8 年という長い歳月を経て，このたび全面改訂し，第 3 版となりました。この第 3 版の大きな特徴は，Minds の指針に従い，CQ（clinical question）に対してシステマティックレビューを行い，エビデンス総体を評価したことです。今では当たり前になりましたシステマティックレビューという手法は膨大なマンパワーを要しますが，客観的，普遍的で，エビデンスの評価手法としての信頼性は最も高いとされています。

　昔から，抗がん薬による副作用として，悪心・嘔吐は最も患者さんを悩ませていた症状です。これらの症状をコントロールすることは，患者さんの苦痛を取ると同時に薬物のコンプライアンスを上げて，がん治療の成績そのものを大きく向上させてきました。しかし，現在でも「がん治療において，身体的なつらさがある時にすぐに医療スタッフ相談ができると思う患者の割合は 46.5％」（第 4 期がん対策基本計画より）と半数に至っていません。副作用を軽減するための支持療法を発達させると同時に，我々医療スタッフが症状や治療についての十分な知識をもち，患者さんに寄り添うことにより，真の意味で患者さんが安心して治療に専念できる環境が整うのだと思います。

　青儀健二郎委員長のもと，本ガイドラインの作成に携わってこられた制吐薬適正使用ガイドライン改訂ワーキンググループ，システマティックレビューチームをはじめ，制吐薬適正使用ガイドライン評価ワーキンググループ，がん診療ガイドライン作成・改訂委員会，がん診療ガイドライン評価委員会，ガイドライン作成事務局など多くの方々に深謝申し上げます。

　このガイドラインが多くの医療関係者，患者さん，市民の方に活用され，臨床の現場で生かされることを祈念しております。

2023 年 9 月

一般社団法人日本癌治療学会
理事長　土岐　祐一郎

第3版　序

　このたび「制吐薬適正使用ガイドライン2023年10月改訂第3版」を上梓できることとなり，改訂版作成に携わった一人として，大変喜ばしく思っております。

　制吐療法はがん薬物療法を行う際の支持療法の一つとして，薬物療法の治療成績にも関わるとされる有用な治療であります。また，世界で行われている制吐薬に関する最新のエビデンスの創出は枚挙に暇がなく，これらを制吐薬適正使用ガイドラインに取り込んで，有用な制吐療法を本邦の医療現場へ導入する道筋をつけることは本ガイドラインの務めといえます。前版の「制吐薬適正使用ガイドライン2015年10月改訂第2版」の発刊，2018年のウェブでの部分改訂を経て，このたび，第3版の発刊となりました。8年ぶりの全面改訂ということで，改訂作業にかかった時間を考えますと，お叱りを受けるのではないかと思いますが，第3版は現在ガイドライン作成の標準となっている「Minds診療ガイドライン作成マニュアル2017」に準拠することとなったため，作成過程が従来の方法から大きく変わりました。私が委員長を拝命し，2019年に改訂作業を開始した際には，作成手法の複雑さ・作業工程の多さにずいぶん面食らいましたが，Mindsのガイドラインの定義にあるように，「エビデンスのシステマティックレビューとその総体評価，益と害のバランスなどを考慮して，患者と医療者の意思決定を支援するために最適と考えられる推奨を提示する」ことを目指し，ガイドライン改訂ワーキンググループ委員とシステマティックレビューチームメンバーの総力を結集し，真摯に改訂作業に取り組んだ4年間となりました。その作業過程を振り返ると誠に感慨深いものがあります。

　第3版においては，最新のエビデンスを評価して，がん薬物療法の催吐性リスクに応じた制吐療法を提示しています。さらに今回は非薬物の制吐療法の評価にも初めてスポットを当てて，患者サポートとして医療現場において行うべき対応について提案しています。さらに制吐療法に関する医療経済について解説した章（Ⅷ章）も設けております。患者さんを中心とした，本邦の医療現場において行うべき適切で具体的な制吐療法の提言ができたと思っております。一方で，いまだエビデンスの不足している領域も多く，推奨につながらなかった項目もありますし，今後の制吐療法の研究に期待すべきとする記載になっている部分もあります。より良い制吐療法普及のため，内容についてお気づきの点等がございましたら，ご意見をいただきたく存じます。改めまして，本ガイドラインを医療現場においてご活用いただけますようお願いいたします。

　最後に，本ガイドラインががん薬物療法に携わっておられる医療現場のスタッフの皆様や，治療中の患者・家族の方のお役に立つことを切に願っております。また，本ガイドライン作成にご尽力くださったすべての関係諸氏，改訂作業の過程において不慣れなわれわれを支え，作業進行に一方ならぬ貢献をいただいた日本癌治療学会事務局の福田奈津喜さん，地道な改訂に関する事務作業に貢献をいただいた四国がんセンター秘書の濱田恭子さん，改訂版編集作業に多大なるご尽力をいただいた金原出版株式会社の佐々木瞳さんに，この場を借りて，心より感謝申し上げます。

2023年9月

がん診療ガイドライン作成・改訂委員会
制吐薬適正使用ガイドライン改訂ワーキンググループ
委員長　青儀　健二郎

目 次

I 本ガイドラインの概要

Ⅳ 薬物によるその他の制吐療法

付録

I

本ガイドラインの概要

■ はじめに

　制吐薬適正使用ガイドラインは 2010 年に初版[1]，2015 年に第 2 版[2]，その後，2018 年に第 2 版の一部改訂版（ver. 2.2）が日本癌治療学会ホームページ上で公開され，がん薬物療法において最も重要な支持療法の一つである制吐療法の適正化・標準化と有害事象軽減に大きく寄与している。

　第 3 版となる今版は作成過程の透明性，公平性，独立性を十分に担保したガイドラインを目指して，「Minds 診療ガイドライン作成マニュアル 2017」に則り，改訂ワーキンググループ（改訂 WG）とシステマティックレビューチーム（SR チーム）の 2 チーム体制で作成にあたった。今版では，改訂 WG によるスコープ作成，Clinical Question 設定，文献検索の後，SR チームがシステマティックレビューを行い，これを受けて改訂 WG が推奨草案作成と推奨決定を行った。また，草案段階で各種外部評価を受け，全編においてバランスの取れた記載を目指した。

　また，発刊後も英語版や Web 版の作成に加え，日常診療に重大な影響を及ぼす新知見が確認された場合には速やかな部分改訂を行うなど，普及促進と最新情報への対応を常に行う計画としている。

　昨今は副作用の程度を適切に評価するために，医療従事者ではなく患者自身が副作用評価を行う新しい診療体制が構築されてきており，きめ細かい対応が患者を含めたチーム医療として行われる時代になっている。

　制吐療法はがん薬物療法の推進には欠かせないものであり，エビデンスに基づいた最新の情報を提示することは本ガイドラインの使命である。本ガイドラインが臨床現場に適切な制吐療法を広く普及させるとともに，がん薬物療法を受ける個々の患者に寄り添った選択の後押しとなることを期待している。

1 本ガイドラインの目的

　本ガイドラインの目的は，がん薬物療法によって発現する悪心・嘔吐の適切な評価・抑制により，治療効果を上げ，最終的には患者の予後改善を図ることである。また，エビデンスに基づいて制吐療法の益と害のバランスを適正に評価することで，制吐療法における患者と医療従事者の意思決定支援に必要な情報の提供を目指している。

2 本ガイドラインが対象とする利用者

　本ガイドラインが対象とする主な利用者は，がん薬物療法および放射線治療実施医療機関において患者と直接的な関わりをもつ医療従事者（医師，看護師，薬剤師等）である。その他の医療従事者とがん薬物療法を受けるがん患者やその家族にも参考となる情報を提供している。

3 本ガイドラインが対象とする患者

　がん薬物療法・放射線治療を受けるすべてのがん患者が対象である。また，併存疾患をもつがん患者においても，制吐療法の実施上，注意すべき点を記載した。

4 利用上の注意

本ガイドラインは，あくまでも標準的な制吐療法を行うための指針であり，診療方針や治療法を規制したり，医師の裁量権を制限したりするものではなく，患者の状態や希望，施設の状況等によってはガイドラインの記載とは別の選択が行われることがあり得る。本ガイドラインは医療訴訟などでの参考資料となることを想定しておらず，治療結果に対する責任の所在は直接の治療担当医にあり，ガイドライン策定に携わった学会および個人にはない。

5 本ガイドラインにおける用語の定義

本ガイドラインでは特に断りがない限り，「悪心・嘔吐」とはがん薬物療法によって誘発される悪心・嘔吐（CINV：chemotherapy-induced nausea and vomiting）を指すものとする。また，「有害事象」は医薬品との因果関係を問わない，医薬品投与後に生じたあらゆる好ましくない事象，「副作用」は医薬品との因果関係が否定できない，医薬品による副次的もしくは好ましくない作用として，用語を使い分けている。

6 Question の区分と呼称について

本ガイドラインにおける Question の区分と呼称は表 1 の通りとした。

7 診療ガイドライン作成方法

❶ 作成主体

本ガイドラインの作成・改訂にあたったのは，日本癌治療学会「がん診療ガイドライン作成・改訂委員会」のもとに設置された「制吐薬適正使用ガイドライン改訂ワーキンググループ（改訂 WG）」である。本 WG は当初，初版作成のために 2008 年に組織され，その後，第 2 版作成に際して 2014 年に一部委員の交代・追加を行った。今版作成にあたっては，第 2 版作成委員を中心に 2020 年 4 月に一部委員の交代・追加を行ったうえで（9 ページ参照），Minds2017 準拠に伴い，改訂 WG とは別に「システマティックレビューチーム（SR チーム）」を新設した。一部の委員は，日本サイコオンコロジー学会からの推薦を受けて選出された。

表 1　本ガイドラインにおける Question の区分・呼称

区分	呼称	本ガイドラインにおける Question 区分の定義
Clinical Question	CQ	重要臨床課題に基づく Foreground Question のうち，システマティックレビューを完遂し，エビデンスに基づいた推奨が提示できる Question。
Future Research Question	FQ	重要臨床課題に基づく Foreground Question のうち，エビデンス不足等により，システマティックレビューを完遂できず，エビデンスに基づいた推奨提示に至らなかった Question（改訂作業開始時点ではすべて CQ として設定したが，その後のシステマティックレビューの状況により CQ と FQ を区分した）。
Background Question	BQ	基本的な知識（臨床的特徴，疫学的特徴，診療の全体の流れ）や広く実臨床に浸透している内容のうち，特にガイドラインとして記載が必要な Question。

また，本ガイドラインには今版から2名の患者が委員として参加しており，改訂の各過程における議論で患者の立場で意見を述べるとともに，投票権をもって推奨決定に加わった。

② 作成基本方針

本ガイドラインの作成・改訂においては，「Minds 診療ガイドライン作成マニュアル2017」に則って，Question ごとにシステマティックレビューを行い，その結果に基づいて推奨を決定することを基本方針とした。

原則として Question に対するエビデンスについて益と害のバランスを評価したうえで，患者の希望や状態，医療経済，社会状況等を併せて考慮して推奨を最終判断した（5ページ，❼推奨草案作成の項参照）。エビデンスの乏しい領域においては，臨床現場の混乱を避けるために，評価可能なエビデンスがある薬剤についてのみ明瞭な推奨を提示し，その他の薬剤については解説内で詳細を記載している。特に重要な推奨に関しては，ガイドラインに含まれる患者の健康上の問題について詳細に記載した。

また，本ガイドラインでは推奨が実臨床に即した内容になるよう，システマティックレビュー過程で抽出された，臨床試験をはじめとする本邦発のエビデンスを積極的に採用している。

③ スコープ作成

ガイドライン改訂開始にあたって，スコープ草案として作成方針を提示し，改訂 WG で議論を行い，2020年3月に承認を得た。その後も必要に応じて更新が行われ，重要臨床課題として下記のものが挙げられた。

≪重要臨床課題≫

1. 催吐性リスクに基づいた適正な制吐療法の提示とそのオプションの提示を行う。
2. 新規がん薬物療法（新規抗がん薬およびレジメン）に対する適正な催吐性リスクと制吐療法の提示を行う。
3. 制吐療法の効果の適正な評価，効果予測についての提言，副作用の提示を行う。
4. 制吐療法の医療経済学的評価を検討する。
5. 制吐療法における非薬物療法の有用性を検討する。
6. 制吐療法の適切な実施のための支援体制について検討する。

④ Question の作成

改訂 WG での議論により，重要臨床課題に基づいて Question を作成した。

レジメンごとに CQ を細分化する案も検討したが，CQ 数が際限なく増大する懸念や，レジメンによっては十分なエビデンスが得られない可能性，システマティックレビュー作業の限界なども鑑みて，今版では催吐性リスクごとに Question を設定することとした。

BQ1〜7，BQ11 に関しては，前版では CQ であったが，基本的な情報または標準制吐療法としてエビデンスが十分あり，広く実臨床に浸透しているとして，改訂 WG の協議により BQ とした。改訂作業開始時点では BQ・CQ の2つの区分で Question を設定していたが，エビデンス不足等によりシステマティックレビューを完遂できず，推奨提示に至らなかった Question については FQ または総論扱いとし，システマティックレビューを完遂して，エビデンスに基づいた推奨が提示できる CQ とは区別した。FQ に関しては，システマティックレビューの経過を解説文中で記載している。

❺ 文献検索と採択基準

　文献検索は，聖隷佐倉市民病院図書室，国家公務員共済組合連合会中央図書室の司書によるチームに依頼した。文献検索期間は，1990年1月1日〜2020年12月31日とし，PubMed, Cochrane Library, 医中誌で検索した。非薬物療法および患者サポート関連の Question については，CINAHL の検索を追加した。個々の Question における文献検索式については，日本癌治療学会が運営する「がん診療ガイドライン」ホームページ（http://www.jsco-cpg.jp/）で公開予定である。

　検索された文献にハンドサーチで得られた文献を加えたうえで，2回のスクリーニングを行い，システマティックレビューの評価対象となる文献を採択した。採択基準については優先順位を設け，以下の通りとした。

≪文献の採択基準≫

① 調査対象の制吐療法の比較を行うランダム化比較試験を最優先で採択する。

② ①が存在しないか少ない場合には，「調査対象の制吐療法施行患者集団」と「施行のない患者集団」のデータの抽出が可能な非ランダム化比較試験，単群試験，症例対照研究，観察研究も採択する。

③ 調査対象の制吐療法の直接比較ではないランダム化比較試験においても，「調査対象の制吐療法」について，「調査対象の制吐療法施行患者集団」と「施行のない患者集団」のデータの抽出が可能な場合は，採択を検討する。

④ エビデンスの質として劣る症例報告および症例集積研究は採択しない。

　また，本ガイドラインで直接利用可能な既存のシステマティックレビューやメタアナリシスは抽出されなかったが，検索過程でみつかった二次資料や関連する診療ガイドライン（NCCN, MASCC/ESMO, ASCO）については，適宜，解説執筆時の参考とした。

　なお，検索年代以降の文献はシステマティックレビューには含まれていないが，必要に応じて，解説内で言及している。

❻ システマティックレビュー

　改訂 WG は各 Question における「益」と「害」のアウトカムを抽出して，その重要度を点数化し，システマティックレビューで検証するアウトカムを設定した。各アウトカムは重要度に応じた順位付けがされているため，CQ によって同じアウトカムでも記載順が異なることがある。

　システマティックレビューに際しては，改訂 WG とは別に SR チームを組織し（9ページ参照），エビデンスの選択・評価を行った。SR チーム委員は，文献検索およびハンドサーチによって得られた論文を対象に2回のスクリーニングを行い，採択された個別研究のエビデンスについて，バイアスリスク・非直接性等の各項目を評価した。さらに，個別研究のエビデンス評価の結果をもとに，アウトカムごと，研究デザインごとにエビデンスを統合して，エビデンス総体としての評価を行ったのち，定性的システマティックレビュー，メタアナリシスを実施して，SR レポートを作成した。

❼ 推奨草案作成

　システマティックレビューの結果に基づき，改訂 WG 委員が CQ に対するアウトカム全般に関する全体的なエビデンスの強さを判定し（表2），望ましい効果（益）と望ましくない効果（害や負担など）のバランス，患者の価値観・好み，医療経済・医療資源等を総合的に考慮して，推奨草案を作成した。

表2 アウトカム全般のエビデンスの強さ

A（強）	効果の推定値が推奨を支持する適切さに強く確信がある。
B（中）	効果の推定値が推奨を支持する適切さに中程度の確信がある。
C（弱）	効果の推定値が推奨を支持する適切さに対する確信は限定的である。
D（非常に弱い）	効果の推定値が推奨を支持する適切さにほとんど確信できない。

　患者の価値観・好みについては，エビデンスに基づく評価が困難であったが，患者委員を通じて，CQに対する推奨文について患者側の価値観・好みの多様性や医療現場の現状に関する意見を取り入れながら，改訂WGの協議により，推奨草案を作成した。

　個別CQにおける医療経済・医療資源についても，スクリーニングで抽出された文献からはエビデンスに基づく評価が困難であったが，医療現場で行われる制吐療法が患者の負担とならず，無理なく行われるものであるか，推奨される制吐療法によって得られる益が，医療経済や医療資源に見合ったものであるかどうか，慎重に検討を行った。

　制吐療法の医療経済評価については，各Questionからは独立した総説として記載し，制吐療法の適応を考える際の考え方として利用者に提供することとした。

　FQやBQは，評価可能なエビデンスが不足している，もしくはすでに十分なエビデンスに基づく標準治療として確立していると考えられる重要臨床課題であるため，推奨草案の代わりにステートメント案を作成した。

⑧ 推奨決定

　改訂WG委員が作成した推奨草案をもとに，推奨決定会議を開催した。合意形成方法はGRADE GridによるWeb投票とし，特定項目への80%以上の得票集中をもって合意形成がなされたものとして，推奨を決定した。1回目の投票で合意形成水準に達しなかった場合は，協議を行って2回目の投票を行った。2回目の投票でも合意形成に至らなかった場合は，その経過や結果の要約を解説に記載することとした。推奨は極力具体的に記載し，解説中で患者の状態や健康上の問題に応じた種々の選択肢を提示している。

　推奨は原則，推奨の方向性（2方向）×推奨の強さ（2段階）の組み合わせで記載し，推奨の強さ，エビデンスの強さ，合意率を併記した（図1，表3）。

　FQおよびBQについては，推奨の強さやエビデンスの強さの記載はせず，ステートメント案の採否を改訂WG委員による投票で決定することとした。

8 外部評価

　本ガイドラインは草案段階で，各種外部評価・パブリックコメントを行った。寄せられた意見およびその対応については巻末付録で公開している。

❶ 制吐薬適正使用ガイドライン評価ワーキンググループによる外部評価

　本ガイドラインは，制吐薬適正使用ガイドライン評価ワーキンググループによる外部評価を受けた。改訂WGは寄せられた各種意見への対応を検討し，本ガイドラインに反映した。

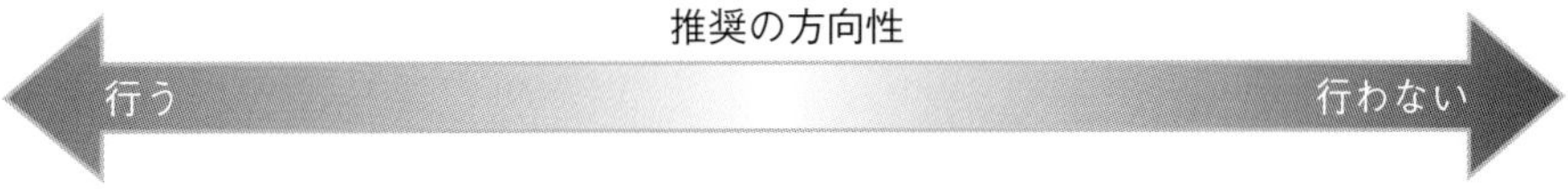

推奨の方向性

行う ← → 行わない

推奨の強さ	1	2	2	1
	強い	弱い	弱い	強い
推奨の記載	…を行うことを強く推奨する。	…を行うことを弱く推奨する。	…を行わないことを弱く推奨する。	…を行わないことを強く推奨する。

図1　推奨文の記載

表3　推奨の強さとエビデンスの強さの種類

推奨の強さ	エビデンスの強さ
1（強い） 2（弱い）	A（強） B（中） C（弱） D（非常に弱い）

② 日本癌治療学会および関連領域の学会におけるパブリックコメント

　日本癌治療学会ホームページにガイドライン草案を掲載し，日本癌治療学会のほか，日本臨床腫瘍学会，日本サイコオンコロジー学会，日本がんサポーティブケア学会，日本放射線腫瘍学会，日本医療薬学会，日本がん看護学会の協力を得て，パブリックコメントを募集した。改訂 WG はパブリックコメントで寄せられた各種意見への対応を検討し，本ガイドラインに反映した。

③ 日本癌治療学会がん診療ガイドライン評価委員会による外部評価

　本ガイドラインは，日本癌治療学会がん診療ガイドライン評価委員会による AGREE II 評価を受けた。改訂 WG は評価結果について検討し，可能な限り，各種意見を反映した。

9　本ガイドラインの普及と改訂

　本ガイドラインの出版後も改訂 WG による活動を継続し，内容の検討・広報・普及活動などを行う。

　本ガイドライン Web 版は書籍版刊行の約半年後に公開する。その際，エビデンス抽出のための文献検索式，エビデンス総体の評価シートも Web で公開する。また，日本癌治療学会機関誌「International Journal of Clinical Oncology（IJCO）」へ英語版を投稿する。

　また，本ガイドラインの普及活動の一環として，本ガイドラインの重要な推奨について「Quality Indicator（QI）」（高度催吐性リスク抗がん薬に対する 4 剤併用療法の使用割合，中等度催吐性リスク抗がん薬に対する 3 剤併用療法の使用割合，各制吐療法でオランザピンを追加する割合，非薬物性制吐療法の実施割合，ePRO の使用割合等）を設定し，その推奨がどの程度適用されているかを，日本癌治療学会が行う Web アンケート調査を用いて経時的に調査し，評価することを検討している。

　本ガイドラインは 4～5 年ごとに全面改訂を行う予定とし，2025 年頃に次版に向けた改訂作業を開始するものとする。ただし，全面改訂時以外でも，最新のエビデンスの情報収集に努め，日常診療に

重大な影響を及ぼす新知見が確認された場合等には，部分改訂を行い，速やかに公開することを検討する。

10 利益相反（COI）

1 利益相反申告

本ガイドライン改訂 WG 委員および SR チーム委員は，日本癌治療学会の定款施行細則第 4 号（学会の事業・活動における利益相反に関する指針運用規則）に則り，利益相反の自己申告を行い，利益相反委員会が自己申告された利益相反の状況を確認した。利益相反の状況については年度ごとに，日本癌治療学会が運営する「がん診療ガイドライン」ホームページ（http://www.jsco-cpg.jp/）で公開する予定である。

2 推奨決定会議における投票権の制限

本ガイドライン改訂 WG の委員が推奨作成の根拠となる論文の筆頭著者・責任著者である場合や，関連する薬剤や医療機器の製造・販売に関与する企業または競合企業に関する COI を有する場合には，日本医学会「診療ガイドライン策定参加資格基準ガイダンス」の基準に則って，各委員の自己申告により，推奨決定会議における投票を棄権した。

3 本ガイドラインの独立性

本ガイドライン改訂・出版に関する費用はすべて日本癌治療学会が支出し，特定企業からの資金提供は受けていない。また，すべての Question における推奨決定に日本癌治療学会は直接関与していない。

参考文献

1）日本癌治療学会編．制吐薬適正使用ガイドライン 2010 年 5 月（第 1 版）．金原出版，2010.
2）日本癌治療学会編．制吐薬適正使用ガイドライン 2015 年 10 月（第 2 版）．金原出版，2015.

第 3 版関係者名簿

1　ガイドライン作成団体

日本癌治療学会

2　ガイドライン作成組織

制吐薬適正使用ガイドライン改訂ワーキンググループ

青儀健二郎*	国立病院機構四国がんセンター乳腺・内分泌外科
沖田　憲司**	日本海員掖済会小樽掖済会病院外科
山本　信之**	和歌山県立医科大学内科学第三講座
安部　正和***	浜松医科大学医学部産婦人科
飯野　京子***	国立看護大学校看護学部
和田　　信***,†	大阪府立病院機構大阪国際がんセンター心療・緩和科
明智　龍男†	名古屋市立大学大学院医学研究科精神・認知・行動医学分野
飯原　大稔	岐阜大学医学部附属病院薬剤部
今村　知世	昭和大学先端がん治療研究所
奥山　絢子	聖路加国際大学看護学研究科
小澤　桂子	国立がん研究センターがん対策研究所サバイバーシップ研究部
金　　容壱	在日本南プレスビテリアンミッション淀川キリスト教病院腫瘍内科
佐々木秀法	福岡大学病院腫瘍血液感染症内科
里見絵理子	国立がん研究センター中央病院緩和医療科
武田　真幸	奈良県立医科大学腫瘍内科
田中　竜平	埼玉医科大学国際医療センター小児腫瘍科
中島　貴子	京都大学大学院医学研究科早期医療開発学
中村　直樹	聖マリアンナ医科大学放射線治療学講座
西村　潤一	大阪府立病院機構大阪国際がんセンター消化器外科
野田真由美	支えあう会「α」
林　　和美	東京慈恵会医科大学腫瘍・血液内科
東　　尚弘	東京大学大学院医学系研究科公衆衛生学分野
朴　　成和	東京大学医科学研究所附属病院腫瘍・総合内科
松本　光史	兵庫県立がんセンター腫瘍内科
松本　陽子	愛媛がんサポートおれんじの会

*委員長　**副委員長　***チームリーダー　†日本サイコオンコロジー学会推薦委員

制吐薬適正使用ガイドライン改訂ワーキンググループシステマティックレビューチーム

青山　　剛	がん研究会有明病院薬剤部
市川　智里	国立がん研究センター東病院看護部

射場　在紗	国立国際医療研究センター国際医療協力局グローバルヘルス政策研究センター
入江　佳子	筑波大学附属病院看護部
小倉　千奈	国立病院機構岩国医療センター薬剤部
角甲　　純[†]	三重大学大学院医学系研究科看護学専攻
金子　麗奈	労働者健康安全機構関東労災病院消化器内科
小林　成光[†]	聖路加国際大学看護学研究科
齋藤　哲雄	荒尾市民病院放射線治療科
中島　和寿	島根大学医学部附属病院呼吸器・化学療法内科
林　　稔展	福岡大学薬学部
原島　沙季[†]	東京大学医学部附属病院心療内科
藤川　直美	石川県立中央病院看護部
宮田　吉晴	神戸大学医学部附属病院腫瘍・血液内科
村上　通康	日本赤十字社松山赤十字病院薬剤部
山本　　駿	国立がん研究センター中央病院頭頸部・食道内科
横溝　綾子	聖マリアンナ医科大学病院薬剤部
吉田　沙蘭[†]	東北大学大学院教育学研究科

[†]日本サイコオンコロジー学会推薦委員

ガイドライン作成事務局

濱田　恭子	国立病院機構四国がんセンター
福田奈津喜	日本癌治療学会事務局

3　ガイドライン責任組織

がん診療ガイドライン作成・改訂委員会

小寺　泰弘*	名古屋大学大学院医学系研究科消化器外科
長谷川　潔**	東京大学大学院医学系研究科肝胆膵外科
明石　定子	東京女子医科大学医学部乳腺外科
安藤　雄一	名古屋大学医学部附属病院化学療法部
川井　　章	国立がん研究センター中央病院骨軟部腫瘍・リハビリテーション科
隈部　俊宏	北里大学医学部脳神経外科
柴田　浩行	秋田大学臨床腫瘍学講座
島田　英昭	東邦大学大学院消化器外科学講座・臨床腫瘍学（併任）
長島　文夫	杏林大学医学部腫瘍内科
西山　博之	筑波大学医学医療系腎泌尿器外科学
馬場　英司	九州大学大学院医学研究院連携社会医学分野
本間　明宏	北海道大学大学院医学研究院耳鼻咽喉科・頭頸部外科学教室
三上　幹男	東海大学医学部専門診療学系産婦人科
室　　　圭	愛知県がんセンター薬物療法部
吉田　雅博	国際医療福祉大学医学部消化器外科

*委員長　　**副委員長

4　外部評価組織

制吐薬適正使用ガイドライン評価ワーキンググループ

齊藤　光江*	順天堂大学医学部附属順天堂医院乳腺科
菅野かおり	日本看護協会神戸研修センター教育研修部認定看護師教育課程
寺田　智祐	京都大学医学部附属病院薬剤部

*委員長

がん診療ガイドライン評価委員会

松井　邦彦*	熊本大学病院総合診療科
秋元　哲夫	国立がん研究センター先端医療開発センター粒子線医学開発分野
岡本　好司	北九州市立八幡病院外科/消化器・肝臓病センター
佐藤　温	弘前大学大学院医学研究科腫瘍内科学講座
柴田　浩行	秋田大学臨床腫瘍学講座
下妻晃二郎	立命館大学生命科学部/立命館大学総合科学技術研究機構医療経済評価・意思決定支援ユニット（CHEERS）
高橋　理	聖路加国際病院一般内科
真弓　俊彦	地域医療機能推進機構中京病院 ICU
光冨　徹哉	近畿大学病院 Global Research Alliance Center

*委員長

5　ガイドライン作成方法論アドバイザー

吉田　雅博	日本医療機能評価機構 EBM 医療情報部客員研究主幹/国際医療福祉大学医学部消化器外科

6　委員推薦協力学会

日本サイコオンコロジー学会

7　パブリックコメント協力学会

日本臨床腫瘍学会
日本サイコオンコロジー学会
日本がんサポーティブケア学会
日本放射線腫瘍学会
日本医療薬学会
日本がん看護学会

Question・推奨一覧

Question No. (ページ)	Questions	推奨（CQ）/ステートメント（BQ・FQ）	推奨の強さ*	エビデンスの強さ*
BQ1 (p.40)	高度催吐性リスク抗がん薬に対する制吐療法にはどのようなものがあるか？	高度催吐性リスク抗がん薬に対しては，オランザピン，5-HT$_3$受容体拮抗薬，NK$_1$受容体拮抗薬，デキサメタゾンを用いた4剤併用療法を行う。オランザピンの併用が困難な場合は，5-HT$_3$受容体拮抗薬，NK$_1$受容体拮抗薬，デキサメタゾンを用いた3剤併用療法を行う。	—	—
BQ2 (p.42)	高度催吐性リスク抗がん薬に対する5-HT$_3$受容体拮抗薬の選択において考慮すべき点は何か？	高度催吐性リスク抗がん薬に対しては，3剤併用療法において，急性期の制吐効果はグラニセトロンなどの第1世代と第2世代のパロノセトロンでほぼ同等であるが，遅発期の制吐効果はパロノセトロンのほうが良好な傾向である。4剤併用療法時には第1世代と第2世代のどちらも選択可能だが，デキサメタゾンの投与期間を短縮する場合，あるいはオランザピンの併用が困難な場合には，パロノセトロンが優先される。	—	—
BQ3 (p.44)	中等度催吐性リスク抗がん薬に対する制吐療法にはどのようなものがあるか？	中等度催吐性リスク抗がん薬による急性期の悪心・嘔吐に対しては，5-HT$_3$受容体拮抗薬とデキサメタゾンを併用する。催吐性が高いカルボプラチン（AUC≧4）においてはNK$_1$受容体拮抗薬を加えた3剤を併用する。	—	—
BQ4 (p.46)	中等度催吐性リスク抗がん薬に対する5-HT$_3$受容体拮抗薬の選択において考慮すべき点は何か？	中等度催吐性リスク抗がん薬に対しては，第2世代の5-HT$_3$受容体拮抗薬であるパロノセトロンとデキサメタゾンを用いた2剤併用療法を行うが，NK$_1$受容体拮抗薬を追加する場合には第1世代の5-HT$_3$受容体拮抗薬を選択してもよい。	—	—
BQ5 (p.48)	軽度・最小度催吐性リスク抗がん薬に対する制吐療法にはどのようなものがあるか？	軽度催吐性リスク抗がん薬に対する予防的制吐療法について，明確な根拠はないが，実臨床ではデキサメタゾンや5-HT$_3$受容体拮抗薬等が広く投与されている。最小度催吐性リスク抗がん薬に対しては，予防的制吐療法は行わない。	—	—
CQ1 (p.49)	高度催吐性リスク抗がん薬の悪心・嘔吐予防として，3剤併用療法（5-HT$_3$受容体拮抗薬＋NK$_1$受容体拮抗薬＋デキサメタゾン）へのオランザピンの追加・併用は推奨されるか？	高度催吐性リスク抗がん薬の悪心・嘔吐予防として，3剤併用療法へのオランザピンの追加・併用を強く推奨する。	1	B
CQ2 (p.56)	高度催吐性リスク抗がん薬の悪心・嘔吐予防として，デキサメタゾンの投与期間を1日に短縮することは推奨されるか？	高度催吐性リスク抗がん薬のうち，AC療法においては，悪心・嘔吐予防としてデキサメタゾンの投与期間を1日に短縮することを弱く推奨する。	2	B

Question No. (ページ)	Questions	推奨（CQ）/ステートメント（BQ・FQ）	推奨の強さ*	エビデンスの強さ*
CQ3 (p.61)	中等度催吐性リスク抗がん薬の悪心・嘔吐予防として，NK$_1$受容体拮抗薬の投与は推奨されるか？	中等度催吐性リスク抗がん薬のうち，カルボプラチンによる治療においては，悪心・嘔吐予防としてNK$_1$受容体拮抗薬の投与を強く推奨する。	1	A
CQ4 (p.69)	中等度催吐性リスク抗がん薬の悪心・嘔吐予防として，3剤併用療法（5-HT$_3$受容体拮抗薬＋NK$_1$受容体拮抗薬＋デキサメタゾン）へのオランザピンの追加・併用は推奨されるか？	中等度催吐性リスク抗がん薬の悪心・嘔吐予防として，3剤併用療法へのオランザピンの追加・併用を弱く推奨する。	2	C
CQ5 (p.73)	中等度催吐性リスク抗がん薬の悪心・嘔吐予防として，2剤併用療法（5-HT$_3$受容体拮抗薬＋デキサメタゾン）へのオランザピンの追加・併用は推奨されるか？	推奨なし	not graded	C
CQ6 (p.77)	中等度催吐性リスク抗がん薬の悪心・嘔吐予防として，デキサメタゾンの投与期間を1日に短縮することは推奨されるか？	中等度催吐性リスク抗がん薬の悪心・嘔吐予防として，5-HT$_3$受容体拮抗薬にパロノセトロンを投与する場合には，デキサメタゾンの投与期間を1日に短縮することを強く推奨する。	1	B
CQ7 (p.82)	R±CHOP療法の悪心・嘔吐予防として，NK$_1$受容体拮抗薬の投与を省略することは推奨されるか？	R±CHOP療法の悪心・嘔吐予防として，NK$_1$受容体拮抗薬の投与を省略しないことを弱く推奨する。	2	C
FQ1 (p.85)	軽度催吐性リスク抗がん薬の悪心・嘔吐予防として，5-HT$_3$受容体拮抗薬の投与は推奨されるか？	軽度催吐性リスク抗がん薬の悪心・嘔吐予防として，明確な根拠はないが，実臨床ではデキサメタゾン，5-HT$_3$受容体拮抗薬が広く投与されている。	—	—
BQ6 (p.90)	予期性悪心・嘔吐に対する制吐療法にはどのようなものがあるか？	がん薬物療法による急性期・遅発期悪心・嘔吐の完全制御により，患者に悪心・嘔吐を経験させないことが最善の対策である。予期性悪心・嘔吐が生じた場合には，ベンゾジアゼピン系抗不安薬を投与する。	—	—
BQ7 (p.92)	放射線治療による悪心・嘔吐に対する制吐療法にはどのようなものがあるか？	放射線照射部位によって催吐性リスク分類を行い，リスクに応じた制吐療法を行う。高度リスク（全身照射）では，予防的に5-HT$_3$受容体拮抗薬およびデキサメタゾンを投与する。中等度リスク（上腹部への照射，全脳全脊髄照射）では，予防的に5-HT$_3$受容体拮抗薬を投与する。デキサメタゾンを併用してもよい。	—	—
CQ8 (p.94)	突出性悪心・嘔吐に対して，メトクロプラミドの投与は推奨されるか？	突出性悪心・嘔吐に対して，メトクロプラミドの投与を弱く推奨する。	2	B

Question No. (ページ)	Questions	推奨 (CQ)/ステートメント (BQ・FQ)	推奨の強さ*	エビデンスの強さ*
CQ9 (p.98)	細胞障害性抗がん薬の静脈内投与を連日受ける患者に対して，連日制吐療法は推奨されるか？	細胞障害性抗がん薬の静脈内投与を連日受ける患者に対して，連日制吐療法を行うことを強く推奨する。	1	D
FQ2 (p.103)	経口抗がん薬の悪心・嘔吐予防として，制吐薬の投与は推奨されるか？	経口抗がん薬の悪心・嘔吐予防として，制吐薬の投与を推奨できる根拠はない。救済治療薬の処方と適切な休薬・減量による対応を行う。	—	—
FQ3 (p.105)	悪心・嘔吐予防としてオランザピンを投与しても突出性悪心・嘔吐をきたした場合，オランザピンの追加投与は推奨されるか？	突出性悪心・嘔吐に対して，オランザピン投与後のオランザピン追加投与を推奨できる根拠はない。オランザピン以外の制吐薬を投与する。	—	—
BQ8 (p.110)	制吐薬の投与経路選択において考慮すべき点は何か？	5-HT$_3$受容体拮抗薬とNK$_1$受容体拮抗薬による悪心・嘔吐の抑制効果と全身作用に基づく副作用は，承認用法・用量において静脈内投与と経口投与に差はなく，投与経路は患者の状況に応じて判断する。	—	—
BQ9 (p.112)	制吐薬の注意すべき副作用にはどのようなものがあるか？	制吐薬の注意すべき副作用として，5-HT$_3$受容体拮抗薬とNK$_1$受容体拮抗薬では便秘や頭痛，ホスアプレピタントでは末梢静脈内投与による注射部位障害がある。オランザピンでは眠気やめまい，デキサメタゾンでは不眠や一過性の高血糖，メトクロプラミドでは錐体外路症状（アカシジア，急性ジストニア等）がある。	—	—
BQ10 (p.114)	免疫チェックポイント阻害薬を併用したがん薬物療法における制吐療法はどのように行うか？	免疫チェックポイント阻害薬を併用する場合には，がん薬物療法の催吐性リスクに応じた制吐療法を行う。免疫チェックポイント阻害薬の投与を理由に，制吐療法としてのデキサメタゾンの減量は行わない。	—	—
CQ10 (p.120)	悪心・嘔吐に対して，非薬物療法を併施することは推奨されるか？	悪心・嘔吐に対して，非薬物療法を併施しないことを弱く推奨する。	2	D
CQ11 (p.135)	予期性悪心・嘔吐に対して，非薬物療法は推奨されるか？	予期性悪心・嘔吐に対して，非薬物療法を行わないことを弱く推奨する。	2	D
BQ11 (p.148)	制吐療法の効果に影響を及ぼす患者関連因子にはどのようなものがあるか？	制吐療法の効果を低下させる患者関連因子には，若年，女性，飲酒習慣なし，乗り物酔いや妊娠悪阻の経験，がある。患者背景に応じた制吐療法の強化を検討する。	—	—
BQ12 (p.150)	自宅など病院外で生じた悪心・嘔吐のコントロールにあたって，求められる支援は何か？	患者が自身の症状評価を適切に行い，重篤な症状や困りごとがある場合には病院へ速やかに連絡・受診できるよう支援する。自宅でも悪心・嘔吐をコントロールできるよう，救済治療薬の服用方法について指導する。	—	—

Question No. (ページ)	Questions	推奨（CQ）/ステートメント（BQ・FQ）	推奨の強さ*	エビデンスの強さ*
BQ13 (p.152)	悪心・嘔吐に対する患者の効果的なセルフケアを促進するために，求められる情報提供や支援は何か？	看護師，薬剤師等の医療チームは，医師からの説明に加え，予測される悪心・嘔吐の程度，発現時期，持続期間，生活への影響，制吐薬の種類や服用方法やその副作用，緊急時の連絡方法，生活の工夫など，治療前から継続した情報提供と支援を行う。患者が必要時に確認できるような教育資材等を活用しながら，個別性を踏まえて対応する。	―	―
CQ12 (p.155)	悪心・嘔吐の評価に，患者報告アウトカムを用いることは推奨されるか？	悪心・嘔吐の評価に，患者報告アウトカムを用いることを強く推奨する。	1	B

*推奨の強さ・エビデンスの強さは，7ページの表3を参照。

I

本ガイドラインの概要

アルゴリズム

アルゴリズム1：高度催吐性リスク抗がん薬に対する制吐療法

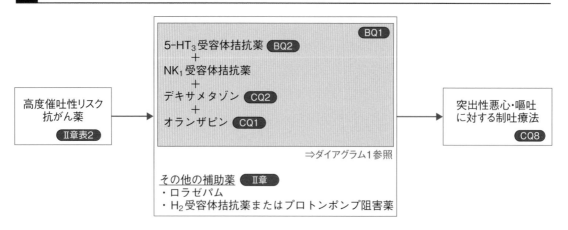

アルゴリズム2：中等度催吐性リスク抗がん薬に対する制吐療法

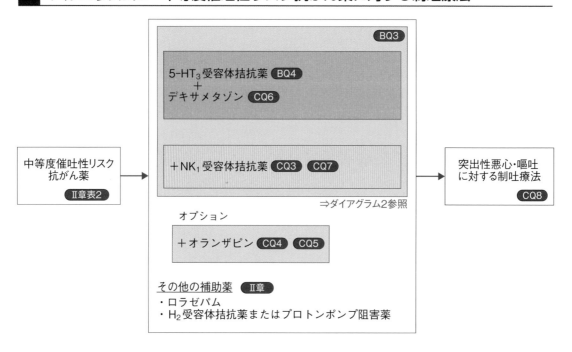

アルゴリズム 3：軽度・最小度催吐性リスク抗がん薬に対する制吐療法

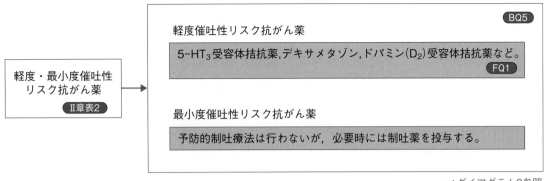

軽度・最小度催吐性
リスク抗がん薬
Ⅱ章表2

軽度催吐性リスク抗がん薬　**BQ5**

5-HT$_3$受容体拮抗薬,デキサメタゾン,ドパミン(D$_2$)受容体拮抗薬など。　**FQ1**

最小度催吐性リスク抗がん薬

予防的制吐療法は行わないが，必要時には制吐薬を投与する。

⇒ダイアグラム3参照

アルゴリズム 4：突出性悪心・嘔吐に対する制吐療法

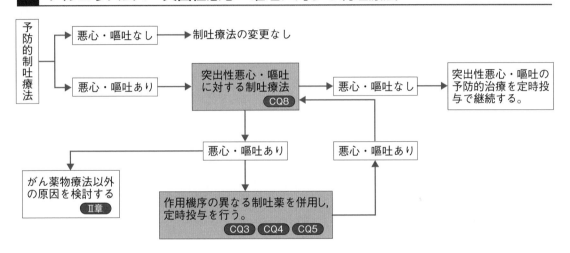

予防的制吐療法

悪心・嘔吐なし → 制吐療法の変更なし

悪心・嘔吐あり → 突出性悪心・嘔吐に対する制吐療法 **CQ8** → 悪心・嘔吐なし → 突出性悪心・嘔吐の予防的治療を定時投与で継続する。

悪心・嘔吐あり　　悪心・嘔吐あり

がん薬物療法以外の原因を検討する **Ⅱ章**

作用機序の異なる制吐薬を併用し,定時投与を行う。 **CQ3** **CQ4** **CQ5**

アルゴリズム 5：予期性悪心・嘔吐の予防と治療

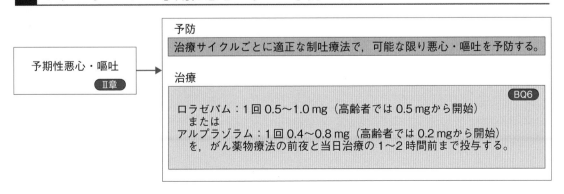

予期性悪心・嘔吐
Ⅱ章

予防

治療サイクルごとに適正な制吐療法で，可能な限り悪心・嘔吐を予防する。

治療　**BQ6**

ロラゼパム：1回 0.5～1.0 mg（高齢者では 0.5 mg から開始）
　または
アルプラゾラム：1回 0.4～0.8 mg（高齢者では 0.2 mg から開始）
　を，がん薬物療法の前夜と当日治療の 1～2 時間前まで投与する。

Ⅰ

本ガイドラインの概要

ダイアグラム1：高度催吐性リスク抗がん薬に対する制吐療法

	急性期	遅発期			
	1	2	3	4	5 （日）
5-HT$_3$受容体拮抗薬					
経口NK$_1$受容体拮抗薬 (mg)	125	80	80		
または 静注NK$_1$受容体拮抗薬					
デキサメタゾン(mg)	9.9	8	8	8	
オランザピン(mg)*	5	5	5	5	

*本ガイドラインでは5mgの投与を推奨する（CQ1参照）。

注）オランザピンの用量は国内で行われたランダム化比較試験の結果から5mgで開始し，日中の眠気を軽減する目的で眠前ではなく夕食後に投与する。糖尿病患者には禁忌である。また，臨床試験では75歳以上の後期高齢者への使用経験はない。主な有害事象は眠気であるため，睡眠薬との併用や夜間の転倒には十分注意する。
オランザピンを用いない3剤併用療法を行う場合には，遅発期の悪心・嘔吐を軽減する目的から5-HT$_3$受容体拮抗薬は第2世代のパロノセトロンを選択することが望ましい。また，AC療法では，パロノセトロン使用下において2日目以降のデキサメタゾンの省略が可能である。

ダイアグラム2：中等度催吐性リスク抗がん薬に対する制吐療法

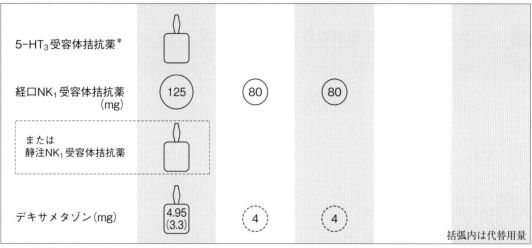

	急性期	遅発期			
	1	2	3	4	5 （日）

5-HT₃受容体拮抗薬*

デキサメタゾン(mg)　9.9 (6.6)　8 **　8 **

括弧内は代替用量

カルボプラチン(AUC≧4)投与時または，カルボプラチン以外の抗がん薬において，2剤併用療法では悪心が十分制御できない場合(BQ3, CQ3参照)。

5-HT₃受容体拮抗薬*

経口NK₁受容体拮抗薬 (mg)　125　80　80

または
静注NK₁受容体拮抗薬

デキサメタゾン(mg)　4.95 (3.3)　4　4

括弧内は代替用量

* BQ4参照。
**5-HT₃受容体拮抗薬としてパロノセトロンを使用する場合には，2〜3日目のデキサメタゾンは省略可能(CQ6参照)。
2〜3日目のデキサメタゾンを積極的に利用できない場合には，代わりに5-HT₃受容体拮抗薬を投与してもよい。

■ ダイアグラム 3：軽度催吐性リスク抗がん薬に対する制吐療法

	急性期	遅発期			
	1	2	3	4	5　（日）

デキサメタゾン（mg）

もしくは

5-HT$_3$受容体拮抗薬

6.6
(3.3)

括弧内は代替用量

注）制吐薬の選択や用量については，エビデンスが少ないことに注意する（BQ5，FQ1参照）。
　　状況に応じてメトクロプラミドまたはプロクロルペラジン（用量はⅡ章表1参照）の使用も可。

■ ダイアグラム 4：最小度催吐性リスク抗がん薬に対する制吐療法

　予防的な制吐療法は推奨されないため，症例に応じて対処する（BQ5 参照）。

【ダイアグラム注釈】

・このダイアグラムは，制吐療法の一般的な全体像を示したものであり，日常臨床では個々の症例に応じた柔軟な対応が望まれる。
・5-HT$_3$受容体拮抗薬の詳細に関してはBQ2・BQ4を参照のこと。
・各薬剤の推奨用量をダイアグラム内に数値で示した。
・デキサメタゾンは，注射剤3.3mg（リン酸デキサメタゾン 4mg/mL中にデキサメタゾン3.3mg/mLを含有）が経口剤4mgに相当する。一般的推奨用量と，括弧内には参考値として代替用量を表記した。投与経路は状況に応じて選択する。
・デキサメタゾンの投与日数については，状況に応じて投与の可否を選択する。
・5-HT$_3$受容体拮抗薬とNK$_1$受容体拮抗薬の効果と副作用は投与経路による差はなく，状況に応じて選択する（BQ8参照）。

略語	正式表記	日本語説明
5-HT$_3$受容体	5-hydroxytryptamine 3 receptor	セロトニン受容体
AGREE Ⅱ	Appraisal of Guidelines for Research & Evaluation Ⅱ	AGREE Next Steps Consortium によるガイドライン評価ツール
ASCO	American Society of Clinical Oncology	米国臨床腫瘍学会
AUC	area under the concentration-time curve	濃度−時間曲線下面積
BQ	background question	背景疑問，バックグラウンドクエスチョン
CC	complete control	悪心・嘔吐完全制御
CI	confidence interval	信頼区間
COI	conflict of interest	利益相反
CQ	clinical question	臨床的疑問，クリニカルクエスチョン
CR	complete response	嘔吐完全制御
ESMO	European Society of Medical Oncology	欧州臨床腫瘍学会
FQ	future research question	フューチャーリサーチクエスチョン
HR	hazard ratio	ハザード比
JCOG	Japan Clinical Oncology Group	日本臨床腫瘍研究グループ
MASCC	Multinational Association of Supportive Care in Cancer	国際がんサポーティブケア学会
MD	mean difference	平均値差
Minds	Medical Information Network Distribution Service	日本医療機能評価機構の EBM 普及推進事業の通称
NCCN	National Comprehensive Cancer Network	全米総合がんセンターネットワーク
NK$_1$受容体	neurokinin 1 receptor	ニューロキニン1受容体
NN	no nausea	悪心なし
NSN	no significant nausea	有意な悪心なし
NV	no vomiting	嘔吐なし
OR	odds ratio	オッズ比
PICO	—	患者の臨床問題や疑問点を整理する枠組み
QI	quality indicator	質評価指標
QOL	quality of life	生活の質
RCT	randomized controlled trial	ランダム化比較試験
RD	rate difference, risk difference	率差（リスク差）
RR	risk ratio, relative risk	リスク比（相対危険度）
SD	standard deviation	標準偏差
SMD	standardized mean difference	標準化平均値差
TC	total control	悪心・嘔吐総制御
VAS	visual analogue scale	視覚的アナログスケール

II

総論

1 概要

　がん薬物療法においては，がんに対する適切な治療方針のもとで選択された薬物療法の治療強度を維持しつつ，患者の副作用を極力最小限にしながら，安全に実施することが医療従事者のstate-of-the-artとされている。しかし，抗がん薬投与後の患者の副作用には個人差があり，個々の患者に発現する種々の苦痛症状に対しては個別対応が必要となる。がん薬物療法を提供する医療従事者は各種支持療法に精通する必要があり，十分な支持療法を実施することで患者の日常生活を守り，治療成績の向上を図ることができる[1]。

　がん薬物療法によって発現する悪心・嘔吐は患者が苦痛とする代表的な副作用であり，制吐療法はがん薬物療法を完遂するうえで極めて重要な支持療法である。がん薬物療法によって生じる悪心・嘔吐を制吐療法により抑制することは，患者QOLを向上させ，治療を適切に維持し，最終的には全生存期間の延長が期待できる。しかし，制吐療法にはがん薬物療法を維持できる益の部分と同時に，有害事象，通院等の患者の生活上の負担，薬剤のコストといった望ましくない害の部分もあることは明らかであり，益の明らかでない制吐療法は行うべきでない。

2 悪心と嘔吐

　「悪心」は"嘔吐しそうな不快な感じ"と定義され[1-3]，延髄の嘔吐中枢に向かう求心性迷走神経刺激により発現する。「嘔吐」は"胃内容の強制排出運動"と定義され[2-4]，胃幽門部は閉ざされたうえで，下部食道括約筋の弛緩，横隔膜や腹筋の収縮により，胃内容が排出される。なお「空嘔吐」は"胃内容は排出されないが，強制的に排出しようとする運動"と定義される[2,3]。これら嘔吐中枢への入力刺激としては大脳皮質（頭蓋内圧亢進，腫瘍，血管病変，精神・感情など），化学受容体（代謝物，ホルモン，薬物，毒素など），前庭器（姿勢，回転運動，前庭病変など），末梢（咽頭-消化管・心臓・腹部臓器などの機械受容体，消化管などの化学受容体）がある[5]。

　悪心・嘔吐が起こるメカニズムを図1に示す。上部消化管に優位に存在するセロトニン3（5-HT$_3$：5-hydroxytryptamine 3）受容体と第4脳室最後野の化学受容体引金帯に存在するニューロキニン1（NK$_1$：neurokinin 1）受容体が複合的に刺激され，最終的に延髄の嘔吐中枢が興奮し，遠心的な臓器反応が起こることで悪心・嘔吐が引き起こされると考えられている。化学受容体で作用する神経伝達物質としては，セロトニン，サブスタンスP，ドパミン，ヒスタミン，アセチルコリン-ムスカリンなどが知られており，これらの化学受容体と拮抗する薬剤が制吐薬として用いられている。

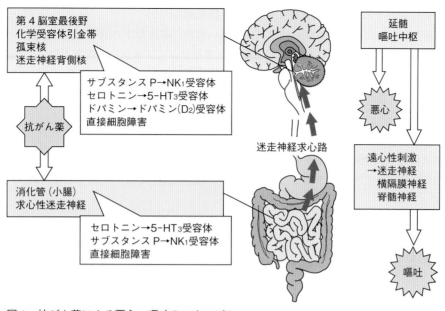

図1　抗がん薬による悪心・嘔吐のメカニズム

また，悪心・嘔吐の発現時期や状態により，以下の定義があり[5]，機序や背景を考慮した制吐療法が行われている。

- **急性期悪心・嘔吐**（acute nausea and vomiting）：抗がん薬投与開始後24時間以内に発現する悪心・嘔吐
- **遅発期悪心・嘔吐**（delayed nausea and vomiting）：抗がん薬投与開始後24〜120時間（2〜5日目）程度持続する悪心・嘔吐
- **突出性悪心・嘔吐**（breakthrough nausea and vomiting）：制吐薬の予防的投与にもかかわらず発現する悪心・嘔吐
- **予防性悪心・嘔吐**（anticipatory nausea and vomiting）：抗がん薬のことを考えるだけで誘発される悪心・嘔吐

*急性期と遅発期を合わせて全期間（抗がん薬投与開始から5日間程度）とする。
*抗がん薬投与開始120時間後以降（6日目以降）も持続する超遅発期悪心・嘔吐（beyond delayed nausea and vomiting）も注目されている。

3　がん患者に対する悪心・嘔吐治療の基本

①がん薬物療法における悪心・嘔吐治療は過不足ない適切な発現予防を目指すべきである。

- 投与する抗がん薬の催吐性リスクに応じた適切な制吐療法を選択する（→BQ1〜5，FQ1 参照）。
- 悪心・嘔吐が発現・持続する可能性のある期間は，抗がん薬の投与開始日から約5日間とされていたが，より長期間（投与開始120時間後以降）持続する場合もあると報告されている[6]。この抗がん薬投与開始120時間後以降も持続する悪心・嘔吐（超遅発期悪心・嘔吐）に対する抑制研究が進められている[7,8]。

・悪心・嘔吐発現リスクがある期間は，最善の予防を図る。

②多剤併用療法においては，最も催吐性リスクの高い抗がん薬に対する制吐療法を選択する。

③胸やけや消化不良症状に対しては，H_2受容体拮抗薬やプロトンポンプ阻害薬の使用を考慮する。

④制吐薬の選択は，予定する薬物療法の催吐性リスクとともに，過去のがん薬物療法における悪心・嘔吐の発現状況，患者関連リスク因子や患者の置かれた社会状況も考慮して決定する（→BQ11 参照）。

⑤放射線治療による悪心・嘔吐に対しても制吐療法を行う（→BQ7 参照）。

⑥各制吐薬に特有の副作用を理解する（→BQ9 参照）。

⑦悪心・嘔吐の原因として，以下のような，がん薬物療法に関連しない要因も考慮する。

　　・腸閉塞

　　・前庭機能障害

　　・脳転移

　　・電解質異常（高カルシウム血症，低ナトリウム血症，低マグネシウム血症）

　　・低血糖

　　・尿毒症

　　・オピオイドを含む併用薬剤

　　・腸管蠕動不全（がん性腹膜炎，ビンクリスチンなどの抗がん薬，糖尿病性自律神経障害等）

　　・心因性要因（不安，予期性悪心・嘔吐）（→BQ6 参照）

⑧患者に自己管理に関する教育・指導を行う（→BQ12，13 参照）。

　　・患者自身による症状評価の意義の認識と，患者日誌等による記録に関する教育を行う。

　　・自宅における定期的な制吐療法のアドヒアランス維持と，突出性悪心・嘔吐への対応に関する指導を行う。

⑨生活・環境における工夫や整備を行う。

　　・ゆったりとした服装を心がける。

　　・食生活においては，少量ずつ摂取し食事の回数を増やす，食べやすい形状にする，におい・味付け・温度等の配慮や，状況に応じた食事指導・栄養指導による栄養管理を徹底する。

　　・外来治療室や自宅におけるにおいや換気等に対する環境の整備，配慮を行う。

⑩がん薬物療法に対する支持療法の一環として多職種連携チームで制吐療法を行う。

　本邦臨床で用いられている主な制吐薬を示す（表1）。

表1 本邦臨床で用いられている主な制吐薬一覧

分 類		薬剤名	剤形	用法・用量（成人）	薬物相互作用
副腎皮質ステロイド		デキサメタゾン	注射剤	1日3.3〜16.5 mgを1〜2回に分割して静注，点滴静注*	●本薬の血中濃度変化の可能性 ・CYP3A阻害薬による血中濃度上昇（アプレピタント併用時の用量は血中濃度上昇に基づき調整されている） ・CYP3A誘導薬による血中濃度低下 ●併用薬の血中濃度変化の可能性 ・CYP3Aで代謝される薬剤の血中濃度低下
			錠剤	1日4〜20 mgを1〜2回に分割して経口	
5-HT$_3$受容体拮抗薬	第1世代	オンダンセトロン	注射剤	4 mgを1日1回静注**	●本薬の血中濃度変化の可能性 ・CYP3A誘導薬による血中濃度低下 ●本薬の作用変動の可能性 ・セロトニン作用薬（SSRI, SNRIなど）によるセロトニン作用増強
			フィルム剤	4 mgを1日1回経口**	
		グラニセトロン	注射剤	40 μg/kgを1日1回静注，点滴静注**	●本薬の作用変動の可能性 ・セロトニン作用薬（SSRI, SNRIなど）によるセロトニン作用増強
			錠剤	2 mgを1日1回経口	
		ラモセトロン	注射剤	0.3 mgを1日1回静注**	●本薬の血中濃度変化の可能性 ・CYP1A2阻害薬による血中濃度上昇
			錠剤	0.1 mgを1日1回経口	
	第2世代	パロノセトロン	注射剤	0.75 mgを1日1回静注，点滴静注	
NK$_1$受容体拮抗薬		アプレピタント	カプセル剤	1日目125 mgを，2日目以降は80 mgを1日1回経口	●本薬の血中濃度変化の可能性 ・CYP3A阻害薬による血中濃度上昇 ・CYP3A誘導薬による血中濃度低下 ●併用薬の血中濃度変化の可能性 ・CYP3Aで代謝される薬剤の血中濃度上昇 ・CYP2C9で代謝される薬剤の血中濃度低下（ワルファリンの抗凝固作用減弱の報告あり）
		ホスアプレピタント	注射剤	150 mgを1日目に1回点滴静注	
		ホスネツピタント	注射剤	235 mgを1日目に1回点滴静注	●本薬の血中濃度変化の可能性 ・CYP3A阻害薬による血中濃度上昇 ・CYP3A誘導薬による血中濃度低下 ●併用薬の血中濃度変化の可能性 ・CYP3Aで代謝される薬剤の血中濃度上昇
ドパミン（D$_2$）受容体拮抗薬	消化管運動改善薬	ドンペリドン	錠剤	10 mgを1日3回食前経口	●本薬の血中濃度変化の可能性 ・CYP3A阻害薬による血中濃度上昇 ・制酸薬（プロトンポンプ阻害薬，H$_2$受容体拮抗薬）による吸収低下に伴う血中濃度低下（錠剤のみ）
			坐剤	60 mgを1日2回直腸内	
		メトクロプラミド	注射剤	10 mgを1日1〜2回筋注，静注	
			錠剤・液剤	1日10〜30 mgを2〜3回に分割して食前経口	
	フェノチアジン系抗精神病薬	プロクロルペラジン	錠剤	1日5〜20 mgを1〜4回に分割して経口	
		クロルプロマジン	注射剤	10〜50 mgを筋注	
			錠剤	1日25〜75 mgを2〜3回に分割して経口	

表1つづき　本邦臨床で用いられている主な制吐薬一覧

分　類		薬剤名	剤形	用法・用量（成人）	薬物相互作用
ドパミン(D₂)受容体拮抗薬	ブチロフェノン系抗精神病薬	ハロペリドール	注射剤	0.5〜2 mg を4〜6時間ごとに静注	●本薬の血中濃度変化の可能性 ・CYP3A 阻害薬による血中濃度上昇 ・CYP3A 誘導薬による血中濃度低下 ・CYP2D6 阻害薬による血中濃度上昇
			錠剤・液剤	0.5〜2 mg を4〜6時間ごとに経口	
	ベンズイソオキサゾール系抗精神病薬	リスペリドン	錠剤・液剤	1.0〜1.5 mg を1日1回眠前に経口	●本薬の血中濃度変化の可能性 ・CYP3A 阻害薬による血中濃度上昇 ・CYP3A 誘導薬による血中濃度低下 ・CYP2D6 阻害薬による血中濃度上昇
多元受容体標的化抗精神病薬***〔ドパミン(D₂)，セロトニン 5-HT$_{2A,2B,2C}$，5-HT$_6$，アドレナリン α₁，ヒスタミン H₁ 受容体拮抗作用〕		オランザピン	錠剤・細粒剤	5 mg を1日1回経口（他の制吐薬との併用）	●本薬の血中濃度変化の可能性 ・CYP1A2 阻害薬による血中濃度上昇 ・CYP1A2 誘導薬による血中濃度低下
ベンゾジアゼピン系抗不安薬		ロラゼパム	錠剤	0.5〜1.0 mg を治療前夜と当日朝（治療の1〜2時間前まで）に経口	
		アルプラゾラム	錠剤	0.4〜0.8 mg を治療前夜と当日朝（治療の1〜2時間前まで）に経口	●本薬の血中濃度変化の可能性 ・CYP3A 阻害薬による血中濃度上昇 ・CYP3A 誘導薬による血中濃度低下
ヒスタミン H₁ 受容体拮抗薬		クロルフェニラミン	注射剤	5 mg を1日1回皮下注，筋注，静注	
			錠剤・散剤	2 mg を1日1〜4回経口	

注：枠内網掛けは，本邦で悪心・嘔吐に対して承認されていない薬剤。用量は制吐薬として一般的に使用される量を記載した。
*　注射剤中の含量はデキサメタゾン 3.3 mg/mL，リン酸デキサメタゾン 4 mg/mL である。
**　効果不十分の場合には同用量の注射剤を追加投与可。
***作用点が重複するドパミン(D₂)受容体拮抗薬との併用は避ける。

4 本ガイドラインにおける催吐性リスク評価と制吐療法

① 悪心・嘔吐に対するリスク評価

（1）抗がん薬の催吐性リスク

　がん薬物療法により誘発される悪心・嘔吐の発現頻度は，使用する抗がん薬の催吐性によって規定される。本ガイドラインでは，海外の制吐療法ガイドラインと同様に，種々の臨床試験で示された催吐性を考慮し，制吐薬の予防的投与がない状態で抗がん薬投与後24時間以内に発現する嘔吐の割合に従って以下の4つに定義した。

- **高度催吐性リスク**（high emetic risk）：90％を超える患者に発現する。
- **中等度催吐性リスク**（moderate emetic risk）：30％＜〜90％の患者に発現する。
- **軽度催吐性リスク**（low emetic risk）：10％〜30％の患者に発現する。
- **最小度催吐性リスク**（minimal emetic risk）：10％未満の患者に発現する。

（2）その他の催吐性リスク

　上記因子のほか，治療関連リスク因子としては放射線治療やオピオイド，患者関連リスク因子としては性別，年齢などが挙げられているが，リスク因子に応じた対処方法に関するエビデンスは確立されていない。

❷ 注射抗がん薬の催吐性リスク評価

　催吐性は抗がん薬の種類，投与量，併用抗がん薬によって異なり，本ガイドラインでは表2に示すようなリスク分類を行っている。ほとんどの薬剤は単剤での分類となっているが，乳がん領域で多く使用されるアントラサイクリン系抗がん薬とシクロホスファミドはともに中等度催吐性リスク抗がん薬であるが，両者を併用する場合は高度催吐性リスクに分類している。また，多くのがん薬物療法では多剤併用療法が用いられており，使用薬剤の中で最も高い催吐性リスクの抗がん薬に合わせた制吐療法が推奨される。具体的には，原発臓器別の治療レジメン一覧（→付録1参照）を参考としていただきたい。また，新規抗がん薬を検証する臨床試験においては，ガイドラインで推奨する制吐療法と異なる制吐療法が使用されることもあるが，その新規抗がん薬を投与する際には臨床試験で用いた制吐療法を行うことは許容される。

　本邦のみで使用可能な薬剤は，承認申請時のデータ，市販後の代表的な臨床試験や製造販売後調査（PMS：post marketing surveillance）のデータ等を用いて分類しているが，評価方法の違いから不確実性が含まれていることに留意する。

表2　注射抗がん薬の催吐性リスク分類

催吐性リスク	薬剤・レジメン
高度催吐性リスク high emetic risk （催吐割合 90％＜）	AC療法：ドキソルビシン＋シクロホスファミド EC療法：エピルビシン＋シクロホスファミド イホスファミド（2,000 mg/m^2/回≦） エピルビシン（90 mg/m^2≦） シクロホスファミド（1,500 mg/m^2≦） シスプラチン ストレプトゾシン ダカルバジン ドキソルビシン（60 mg/m^2≦） メルファラン（140 mg/m^2≦） carmustine（250 mg/m^2＜） mechlorethamine
中等度催吐性リスク moderate emetic risk （催吐割合 30％＜～90％）	アクチノマイシンD アザシチジン アムルビシン アレムツズマブ イダルビシン イノツズマブ オゾガマイシン イホスファミド（＜2,000 mg/m^2/回） イリノテカン イリノテカン リポソーム エノシタビン エピルビシン（＜90 mg/m^2） オキサリプラチン カルボプラチン（AUC≧4で高度催吐性リスクに準じる） クロファラビン シクロホスファミド（＜1,500 mg/m^2）

表 2 つづき　注射抗がん薬の催吐性リスク分類

催吐性リスク	薬剤・レジメン
中等度催吐性リスク moderate emetic risk （催吐割合 30%＜〜90%）	シタラビン（1,000 mg/m^2＜） ジヌツキシマブ ダウノルビシン チオテパ テモゾロミド ドキソルビシン（＜60 mg/m^2） トラスツズマブ デルクステカン* トラベクテジン ネダプラチン ピラルビシン ブスルファン ベンダムスチン ミリプラチン メトトレキサート（250 mg/m^2≦） メルファラン（＜140 mg/m^2） ロミデプシン 三酸化ヒ素 aldesleukin（12〜15 million IU/m^2＜） amifostine（300 mg/m^2＜） carmustine（≦250 mg/m^2） daunorubicin and cytarabine liposome lurbinectedin naxitamab sacituzumab govitecan*
軽度催吐性リスク low emetic risk （催吐割合 10%〜30%）	アキシカブタゲン シロルユーセル アテゾリズマブ イサツキシマブ イデカブタゲン ビクルユーセル エトポシド エリブリン エロツズマブ エンホルツマブ ベドチン カバジタキセル カルフィルゾミブ ゲムシタビン ゲムツズマブ オゾガマイシン シタラビン（≦1,000 mg/m^2） チサゲンレクルユーセル テムシロリムス ドキソルビシン リポソーム ドセタキセル トラスツズマブ エムタンシン ニムスチン ネシツムマブ ネララビン ノギテカン パクリタキセル パクリタキセル アルブミン懸濁型 ブリナツモマブ フルオロウラシル ブレンツキシマブ ベドチン ペメトレキセド ペントスタチン ボルテゾミブ マイトマイシン C

表 2 つづき　注射抗がん薬の催吐性リスク分類

催吐性リスク	薬剤・レジメン
軽度催吐性リスク low emetic risk （催吐割合 10%〜30%）	ミトキサントロン メトトレキサート（50 mg/m^2＜〜＜250 mg/m^2） モガムリズマブ ラニムスチン リソカブタゲン マラルユーセル aldesleukin（≦12 million IU/m^2） amifostine（≦300 mg/m^2） amivantamab belinostat brexucabtagene autoleucel catumaxomab ciltacabtagene autoleucel copanlisib decitabine floxuridine ixabepilone loncastuximab tesirine mitomycin pyelocalyceal moxetumomab pasudotox omacetaxine tafasitamab talimogene laherparepvec tisotumab vedotin vinflunine
最小度催吐性リスク minimal emetic risk （催吐割合 ＜10%）	L-アスパラギナーゼ アフリベルセプト ベータ アベルマブ イピリムマブ オビヌツズマブ クラドリビン セツキシマブ セツキシマブ サロタロカン セミプリマブ ダラツムマブ ダラツムマブ・ボルヒアルロニダーゼ アルファ タラポルフィン ダリナパルシン デニロイキン ジフチトクス デュルバルマブ トラスツズマブ トレメリムマブ ニボルマブ パニツムマブ ビノレルビン ビンクリスチン ビンデシン ビンブラスチン プララトレキサート フルダラビン ブレオマイシン ベバシズマブ ペプロマイシン ペルツズマブ ペムブロリズマブ ポラツズマブ ベドチン

表2つづき　注射抗がん薬の催吐性リスク分類

催吐性リスク	薬剤・レジメン
最小度催吐性リスク minimal emetic risk （催吐割合 ＜10%）	メトトレキサート（≤ 50 mg/m^2） ラムシルマブ リツキシマブ belantamab mafodotin dostarlimab emapalumab luspatercept margetuximab nivolumab/relatlimab pertuzumab/trastuzumab and hyaluronidase pixantrone rituximab and hyaluronidase siltuximab trastuzumab and hyaluronidase valrubicin vincristine（liposomal）

注：英語表記は本邦未承認。

*Sacituzumab govitecan，トラスツズマブ デルクステカンの2剤は，NCCN ガイドライン 2023 ver. 2 では高度催吐性リスク抗がん薬とされている[9]。種々の臨床試験で示されたトラスツズマブ デルクステカンの催吐割合は70%前後と比較的高いものの，定義上は中等度催吐性リスク抗がん薬に該当し，ASCO ガイドライン 2020 ではこの定義に則った分類となっている。Sacituzumab govitecan においても臨床試験結果から同様と考えられ，本ガイドラインにおいてはこの2剤を中等度催吐性リスク抗がん薬に分類している。今後，制吐療法に関する臨床試験の結果が蓄積されれば，AUC≥ 4 のカルボプラチンと同様，この2剤は中等度催吐性リスクでありながら，高度催吐性リスク抗がん薬に準じて3剤併用療法を適応すべきとされる可能性がある。

③ 注射抗がん薬の催吐性リスクに応じた制吐療法（→BQ1〜5，FQ1 参照）

　がん薬物療法で使用する基本的な制吐薬には 5-HT$_3$ 受容体拮抗薬，NK$_1$ 受容体拮抗薬，デキサメタゾン，オランザピンの4剤があり，これらを催吐性リスクによって使い分ける。催吐性リスクに応じた適切な制吐療法を行っているか，制吐療法実施のための体制が整備されているかは，重要な施設評価のポイントとなり得るので，施設全体で取り組む必要がある。

　また，制吐療法以外の支持療法や併存症に対する治療薬を併用している場合も多く，薬物相互作用によるそれぞれの薬効の変化も考慮した薬剤選択や用量調整が必要である。

④ 経口抗がん薬の催吐性リスク評価と制吐療法（→FQ2 参照）

　経口抗がん薬による催吐性リスクについては表3に示す。経口抗がん薬は近年，数多く製造販売承認されており，悪心・嘔吐を含む有害事象の情報を集めたうえで適切な制吐療法を行う。

表3　経口抗がん薬の催吐性リスク分類

催吐性リスク	薬剤・レジメン
高度催吐性リスク high emetic risk （催吐割合 90%＜）	プロカルバジン hexamethylmelamine
中等度催吐性リスク moderate emetic risk （催吐割合 30%＜～90%）	イマチニブ エストラムスチン オラパリブ クリゾチニブ シクロホスファミド セリチニブ セルメチニブ テモゾロミド トリフルリジン・チピラシル（TAS-102） ニラパリブ パノビノスタット ブスルファン（4 mg/日≦） ボスチニブ ミトタン レンバチニブ avapritinib azacytidine enasidenib fedratinib ivosidenib lomustine midostaurin mobocertinib rucaparib selinexor vinorelbine
軽度催吐性リスク low emetic risk （催吐割合 10%～30%）	アキシチニブ アファチニブ アベマシクリブ アレクチニブ イキサゾミブ イブルチニブ エトポシド エヌトレクチニブ エベロリムス エンコラフェニブ カプマチニブ カペシタビン カボザンチニブ キザルチニブ サリドマイド スニチニブ ダブラフェニブ テガフール・ウラシル（UFT） テガフール・ギメラシル・オテラシル（S-1） ニロチニブ パゾパニブ パルボシクリブ バンデタニブ ビニメチニブ ブスルファン（＜4 mg/日）

表 3 つづき　経口抗がん薬の催吐性リスク分類

催吐性リスク	薬剤・レジメン
軽度催吐性リスク low emetic risk （催吐割合 10%〜30%）	フチバチニブ フルダラビン ベネトクラクス ペミガチニブ ポナチニブ ボリノスタット ラパチニブ レゴラフェニブ レナリドミド alpelisib cobimetinib duvelisib erdafitinib glasdegib idelalisib neratinib pacritinib pexidartinib ribociclib ripretinib sonidegib talazoparib tivozanib topotecan tucatinib
最小度催吐性リスク minimal emetic risk （催吐割合 ＜10%）	アカラブルチニブ アシミニブ エルロチニブ オシメルチニブ ギルテリチニブ ゲフィチニブ セルペルカチニブ ソトラシブ ソラフェニブ ダコミチニブ ダサチニブ タゼメトスタット チラブルチニブ ツシジノスタット テポチニブ トラメチニブ トレチノイン バレメトスタット ヒドロキシカルバミド（ヒドロキシ尿素) ピミテスピブ フォロデシン ブリグチニブ ベキサロテン ベムラフェニブ ポマリドミド メトトレキサート メルカプトプリン メルファラン

表3つづき　経口抗がん薬の催吐性リスク分類

催吐性リスク	薬剤・レジメン
最小度催吐性リスク minimal emetic risk （催吐割合 ＜10%）	ラロトレクチニブ ルキソリチニブ ロルラチニブ 6-thioguanine belzutifan chlorambucil decitabine and cedazuridine vismodegib zanubrutinib

注：英語表記は本邦未承認。

⑤ 制吐療法の評価

　臨床試験では抗がん薬による悪心・嘔吐の評価方法として，主に有害事象共通用語規準（CTCAE：Common Terminology Criteria for Adverse Events）が用いられているが，その評価は医療従事者側の評価であって患者自身の主観的な評価ではないことに注意する必要がある。また，抗がん薬投与開始後，急性期（0〜24時間），遅発期（24〜120時間），全期間（0〜120時間）の悪心・嘔吐の評価方法（表4）が臨床試験で用いられてきたが，医療従事者による過小評価の問題等，評価の妥当性は十分とはいえず，患者自身による正確な評価方法の開発が重要になっている（→CQ12参照）。近年は電子デバイスを用いた患者自身による症状評価（ePRO：electronic patient-reported outcome）を用いた「制吐療法の研究」が行われるようになっており，実臨床への導入に向けた取り組みが進んでいる。

表4　悪心・嘔吐の治療効果の主な評価方法

評価項目	嘔吐	救済治療*	悪心の程度
嘔吐完全制御 complete response（CR）	なし	なし	問わない
悪心・嘔吐完全制御 complete control（CC）	なし	なし	有意な悪心なし**
悪心・嘔吐総制御 total control（TC）	なし	なし	なし

＊　予防的制吐療法を行ったにもかかわらず発現した突出性悪心・嘔吐に対する制吐薬の追加。
＊＊Visual Analogue Scale（VAS）の場合，25 mm未満。Numerical Rating Scale（NRS）の場合，2以下。Categorial Rating Scaleの場合，なしまたは軽度。

　上記以外の評価方法としては以下のものがある。
・悪心なし（NN：no nausea）の割合
・有意な悪心なし（NSN：no significant nausea）の割合
・嘔吐なし（NV：no vomiting）の割合
・救済治療なし（NR：no rescue）の割合
・治療成功期間（TTF：time to treatment failure）：抗がん薬投与開始から初回の嘔吐または初回の救済治療のいずれか早いほうまでの時間
・治療関連有害事象（treatment-related adverse events）：抗がん薬ではなく，制吐療法に関連し

た有害事象と医療従事者が判断した有害事象

・QOL，患者満足度

5 制吐療法の医療経済評価（→Ⅷ章参照）

　医療経済評価には，患者個人の視点（individual perspective）と社会集団としての視点（population perspective）があり，患者の視点だけを考えても，本邦の医療保険制度では，患者によって負担割合が異なることや高額療養費制度などにより，知見を一般化することは困難である。そのような状況であるからこそ，医療従事者は個々の患者の制吐療法の必要性とともに費用負担も考慮し，さらに，医療機関あるいは社会が負担する費用を考慮して制吐療法を実施すべきである。

参考文献

1) Cambridge Advanced Learner's Dictionary & Thesaurus. https://dictionary.cambridge.org/dictionary/english/nausea
2) Balaban CD, Yates BJ. What is nausea? A historical analysis of changing views. Auton Neurosci. 2017；202：5-17.
3) Singh P, Yoon SS, Kuo B. Nausea：a review of pathophysiology and therapeutics. Therap Adv Gastroenterol. 2016；9：98-112.
4) Cambridge Advanced Learner's Dictionary & Thesaurus. https://dictionary.cambridge.org/dictionary/english/vomiting
5) 日本癌治療学会編．制吐薬適正使用ガイドライン 2015 年 10 月（第 2 版）．金原出版，2015，pp24-32.
6) Tamura K, Aiba K, Saeki T, et al；CINV Study Group of Japan. Testing the effectiveness of antiemetic guidelines：results of a prospective registry by the CINV Study Group of Japan. Int J Clin Oncol. 2015；20：855-65.
7) Sugawara S, Inui N, Kanehara M, et al. Multicenter, placebo-controlled, double-blind, randomized study of fosnetupitant in combination with palonosetron for the prevention of chemotherapy-induced nausea and vomiting in patients receiving highly emetogenic chemotherapy. Cancer. 2019；125：4076-83.
8) Hata A, Okamoto I, Inui N, et al. Randomized, Double-Blind, Phase Ⅲ Study of Fosnetupitant Versus Fosaprepitant for Prevention of Highly Emetogenic Chemotherapy-Induced Nausea and Vomiting：CONSOLE. J Clin Oncol. 2022；40：180-8.
9) NCCN Clinical Practice Guidelines in Oncology. Antiemesis. Version 2. 2023. https://www.nccn.org/guidelines/guidelines-detail?category=3&id=1415

急性期・遅発期の悪心・嘔吐予防

1 概要

　予防的制吐療法に用いられる制吐薬は，急性期に有効な 5-HT$_3$ 受容体拮抗薬，NK$_1$ 受容体拮抗薬，デキサメタゾン，遅発期に有効な NK$_1$ 受容体拮抗薬，デキサメタゾンである。また，かつて制吐目的に適応外使用されていた非定型抗精神病薬のオランザピンが，公知申請を経て，2017 年に本邦でのみ，「抗悪性腫瘍剤（シスプラチン等）投与に伴う消化器症状（悪心，嘔吐）」に対して保険適用になり，急性期・遅発期ともに有効な新たな制吐薬として使用可能になった。抗がん薬の催吐性リスクに応じて，これら制吐薬の組み合わせ，投与期間，投与量が決められている（→ダイアグラム参照）。

　今版における改訂のポイントは，国内外のランダム化第Ⅱ・Ⅲ相比較試験により，高度および中等度催吐性リスク抗がん薬に対して，オランザピンを含む予防的制吐療法が開発されたこと（→CQ1，4，5 参照），遅発期のデキサメタゾン投与省略のエビデンスが示されたこと（→CQ2，6 参照），中等度催吐性リスク抗がん薬に対する NK$_1$ 受容体拮抗薬の予防的投与について新しいエビデンスが示されたこと（→CQ3 参照），である。

　前版までに掲載されたエビデンスにこれらの新しいエビデンスを加え，推奨される制吐療法の基本情報を抗がん薬の催吐性リスク別に解説した（→BQ1〜5 参照）。

2 抗がん薬の催吐性リスクに応じた予防的制吐療法

1 高度催吐性リスク抗がん薬の悪心・嘔吐予防（→ダイアグラム 1 参照）

　高度催吐性リスク抗がん薬に対する予防的制吐療法は，5-HT$_3$ 受容体拮抗薬，NK$_1$ 受容体拮抗薬，デキサメタゾンの 3 剤併用療法であったが，オランザピンを含む 4 剤併用療法が 3 剤併用療法よりも有意に急性期と遅発期の悪心・嘔吐を抑制することがランダム化第Ⅲ相比較試験で示され，オランザピンを含む 4 剤併用療法が標準的な予防的制吐療法として新たに加わった（→BQ1，CQ1 参照）。ただし，オランザピンは本邦では糖尿病患者には禁忌（海外では慎重投与）であり，臨床試験では 75 歳以上の後期高齢者における使用実績がないため，オランザピンの併用については患者ごとに適応を検討する必要がある。

　また，AC 療法においてはデキサメタゾンの投与期間を短縮可能（遅発期の CR 割合における 3 日間投与に対する 1 日目のみ投与の非劣性）というエビデンスが示されたが，AC 療法以外の高度催吐性リスク抗がん薬ではエビデンスがないことに注意する（→CQ2 参照）。

　オランザピンを用いない 3 剤併用療法を行う場合やデキサメタゾンの投与期間を短縮する場合の 5-HT$_3$ 受容体拮抗薬の選択は，遅発期悪心・嘔吐に対して第 1 世代よりも有効性の高い第 2 世代のパロノセトロンを優先する（→BQ2 参照）。

　R±CHOP 療法は高度催吐性に相当するレジメンであるが，高用量のプレドニゾロンが抗がん薬として使用されることから，5-HT$_3$ 受容体拮抗薬とプレドニゾロンの 2 剤をもって R±CHOP 療法に対する制吐療法とされてきた経緯があったため，R±CHOP 療法に対する NK$_1$ 受容体拮抗薬投与の妥当性について CQ7 で解説した。

2 中等度催吐性リスク抗がん薬の悪心・嘔吐予防（→ダイアグラム 2 参照）

　中等度催吐性リスク抗がん薬に対する予防的制吐療法は，5-HT$_3$ 受容体拮抗薬，デキサメタゾンの 2 剤併用療法である。一方，中等度催吐性リスク抗がん薬のうち，カルボプラチン（AUC≧4）を含む

治療レジメンにおいては，NK_1受容体拮抗薬の追加投与が有意に制吐効果を高めることが複数のランダム化比較試験やシステマティックレビュー・メタアナリシスで示されており，NK_1受容体拮抗薬を含む3剤併用療法が標準制吐療法である（→BQ3，CQ3 参照）。AUC<4 のカルボプラチンやカルボプラチン以外の中等度催吐性リスク抗がん薬に対する NK_1 受容体拮抗薬の追加投与の有用性は確立していないため，抗がん薬の種類，多剤併用療法における抗がん薬の組み合わせ，患者背景や症状によって NK_1 受容体拮抗薬追加の適否を検討する。

　$5\text{-}HT_3$ 受容体拮抗薬の選択については，2剤併用療法の場合は第2世代のパロノセトロンを用いることが望ましいが，3剤併用療法の場合は第1世代の $5\text{-}HT_3$ 受容体拮抗薬を考慮してもよい（→BQ4 参照）。一方，デキサメタゾンの投与期間を1日目のみに短縮する場合には，パロノセトロンを選択する（→CQ6 参照）。

　中等度催吐性リスク抗がん薬に対するオランザピンの追加・併用については，3剤併用療法への追加・併用（→CQ4 参照），2剤併用療法への追加・併用（→CQ5 参照）について CQ を設定したが，エビデンスが十分ではなく，2023年8月時点でその適応は限定的である。

③ 軽度・最小度催吐性リスク抗がん薬の悪心・嘔吐予防（→ダイアグラム 3，4 参照）

　軽度催吐性リスク抗がん薬に対する予防的制吐療法は，実臨床ではデキサメタゾン，$5\text{-}HT_3$ 受容体拮抗薬，ドパミン(D_2)受容体拮抗薬が単剤で投与されていることが多いが，予防的投与として推奨できる明確な根拠がないため（→BQ5 参照），今後の検証課題として FQ1 を設定した。最小度催吐性リスク抗がん薬に対しては，ルーチンとしての予防的制吐療法は行わない（→BQ5 参照）。

高度催吐性リスク抗がん薬に対する制吐療法にはどのようなものがあるか？

ステートメント

高度催吐性リスク抗がん薬に対しては，オランザピン，5-HT$_3$受容体拮抗薬，NK$_1$受容体拮抗薬，デキサメタゾンを用いた4剤併用療法を行う。オランザピンの併用が困難な場合は，5-HT$_3$受容体拮抗薬，NK$_1$受容体拮抗薬，デキサメタゾンを用いた3剤併用療法を行う。

合意率：100%（24/24名）

1 本BQの背景

高度催吐性リスク抗がん薬に対しては，5-HT$_3$受容体拮抗薬，NK$_1$受容体拮抗薬，デキサメタゾンの3剤併用療法が推奨されてきた。一方で，制吐効果を有する多元受容体標的化抗精神病薬（MARTA：multi-acting receptor targeted antipsychotics）であるオランザピンの，抗がん薬による悪心・嘔吐に対する有用性が国内外で検証され，前版一部改訂版（ver. 2.2）において，高度催吐性リスク抗がん薬に対する制吐療法としてオランザピンの使用が追記された。また，NCCNガイドライン2017，ASCOガイドライン2017では，高度催吐性リスク抗がん薬に対して，5-HT$_3$受容体拮抗薬，NK$_1$受容体拮抗薬，デキサメタゾンに加え，オランザピンを併用する4剤併用療法が標準制吐療法として記載された（→CQ1参照）。

2 解説

オランザピンの予防的制吐効果を検証したランダム化第Ⅲ相比較試験はこれまでに複数報告されている。シスプラチンとAC療法を含む高度催吐性リスク抗がん薬に対して，パロノセトロンとデキサメタゾン併用下においてオランザピン10 mgはアプレピタントと同等な制吐効果であることを示した試験[1]，アプレピタントまたはホスアプレピタント，パロノセトロン，デキサメタゾンにオランザピン10 mgを併用する有用性を示した試験[2]，シスプラチンを含む治療レジメンに対して，アプレピタント，パロノセトロン，デキサメタゾンにオランザピン5 mgを併用する有用性を示した試験がある[3]。

オランザピンは，公知申請により2017年6月から，「他の制吐薬との併用において成人では5 mgを1日1回経口投与（患者の状態により最大1日10 mgまで増量可能），最大6日間の投与を目安」として，先発品と一部の後発品で本邦においてのみ保険適用となった。注意点として，オランザピンは本邦では糖尿病患者に対して投与禁忌（海外では慎重投与）である。肥満等の糖尿病リスク因子を有する患者や75歳以上の高齢者に対する投与の安全性は確立されておらず，使用する際には有害事象である血糖上昇や傾眠に十分注意する（→BQ9参照）。

上記のような患者背景のある，オランザピン併用が困難な症例に対しては，5-HT$_3$受容体拮抗薬（第2世代のパロノセトロンを優先する），NK$_1$受容体拮抗薬，デキサメタゾンの3剤併用療法を行う[4]。なお，ホスネツピタントについては次回改訂にて検討予定である。

参考文献

1) Navari RM, Gray SE, Kerr AC. Olanzapine versus aprepitant for the prevention of chemotherapy-induced nausea and vomiting：a randomized phase Ⅲ trial. J Support Oncol. 2011；9：188-95.

2) Navari RM, Qin R, Ruddy KJ, et al. Olanzapine for the Prevention of Chemotherapy-Induced Nausea and Vomiting. N Engl J Med. 2016；375：134-42.

3) Hashimoto H, Abe M, Tokuyama O, et al. Olanzapine 5 mg plus standard antiemetic therapy for the prevention of chemotherapy-induced nausea and vomiting（J-FORCE）：a multicentre, randomised, double-blind, placebo-controlled, phase 3 trial. Lancet Oncol. 2020；21：242-9.

4) Suzuki K, Yamanaka T, Hashimoto H, et al. Randomized, double-blind, phase Ⅲ trial of palonosetron versus granisetron in the triplet regimen for preventing chemotherapy-induced nausea and vomiting after highly emetogenic chemotherapy：TRIPLE study. Ann Oncol. 2016；27：1601-6.

Ⅲ

急性期・遅発期の悪心・嘔吐予防

BQ 2 高度催吐性リスク抗がん薬に対する5-HT$_3$受容体拮抗薬の選択において考慮すべき点は何か？

ステートメント

高度催吐性リスク抗がん薬に対しては，3剤併用療法において，急性期の制吐効果はグラニセトロンなどの第1世代と第2世代のパロノセトロンでほぼ同等であるが，遅発期の制吐効果はパロノセトロンのほうが良好な傾向である。4剤併用療法時には第1世代と第2世代のどちらも選択可能だが，デキサメタゾンの投与期間を短縮する場合，あるいはオランザピンの併用が困難な場合には，パロノセトロンが優先される。

合意率：100%（24/24名）

1 本BQの背景

5-HT$_3$受容体拮抗薬は，急性期悪心・嘔吐の予防において重要な制吐薬であり，第1世代のグラニセトロン，オンダンセトロン，ラモセトロンなどのほか，半減期が長く，遅発期悪心・嘔吐に対して第1世代より高い抑制効果を有する第2世代のパロノセトロンがある。前版までは，対象となる抗がん薬の催吐性リスクや個々の患者のリスク因子に応じ，どちらの世代の5-HT$_3$受容体拮抗薬を選択すべきかについて議論が続いていた。

近年，高度催吐性リスク抗がん薬に対しては，5-HT$_3$受容体拮抗薬，NK$_1$受容体拮抗薬，デキサメタゾンに加え，オランザピンを併用する4剤併用療法（→ダイアグラム1参照）が普及しつつあり，5-HT$_3$受容体拮抗薬の選択の重要性は以前より低下している。また，後発品の登場により両者の薬価差が小さくなったため，高度催吐性リスク抗がん薬に対する5-HT$_3$受容体拮抗薬はパロノセトロンを用いることが一般的になっている。

2 解説

パロノセトロンの予防的制吐効果を検証したランダム化比較試験はこれまでに複数あり，メタアナリシスも行われている[1,2]。メタアナリシスでは，高度催吐性リスク抗がん薬における急性期および遅発期の制吐効果について，第1世代5-HT$_3$受容体拮抗薬に対するパロノセトロンの優越性が示されているが，その差は必ずしも大きくはなく，併用する制吐薬によっても異なる。

5-HT$_3$受容体拮抗薬とデキサメタゾンの2剤併用療法において，パロノセトロンと第1世代の5-HT$_3$受容体拮抗薬を比較したランダム化比較試験では，パロノセトロンは急性期のCR割合については非劣性を，遅発期のCR割合については優越性を示した[3]。また，シスプラチンを含む高度催吐性リスク抗がん薬を対象に，NK$_1$受容体拮抗薬を含む3剤併用療法下にグラニセトロンとパロノセトロンを比較したランダム化比較試験では，主要評価項目である全期間のCR割合に有意差はなかったが，副次的評価項目である遅発期のCR割合はパロノセトロンが有意に良好であった[4]。

一方，5-HT$_3$受容体拮抗薬としてパロノセトロンを使用した3剤併用療法に対してオランザピンの

上乗せ効果を検証したプラセボ対照ランダム化比較試験では，オランザピン群はプラセボ群より遅発期のCR割合を有意に改善した[5]。また，5-HT$_3$受容体拮抗薬の第1/第2世代どちらも使用可能であったランダム化比較試験でも同様の結果であった[6]。しかし，4剤併用療法において，第1世代と第2世代の5-HT$_3$受容体拮抗薬の効果を比較した臨床試験は2023年8月時点で存在せず，第1世代と第2世代の5-HT$_3$受容体拮抗薬の制吐効果の差は不明である。

　5-HT$_3$受容体拮抗薬の選択においては，3剤併用療法か4剤併用療法か，併用する抗がん薬の催吐性リスク，患者リスク因子，患者の希望，初回治療か否か，前治療サイクルにおける悪心・嘔吐発現状況といった要因を考慮することが重要である。特に，デキサメタゾンの投与期間を短縮する場合[7]やオランザピンの追加・併用が困難で3剤併用療法を行う場合には，第2世代のパロノセトロンが優先される[4]。

参考文献

1) Hsu YC, Chen CY, Tam KW, et al. Effectiveness of palonosetron versus granisetron in preventing chemotherapy-induced nausea and vomiting：a systematic review and meta-analysis. Eur J Clin Pharmacol. 2021；77：1597-609.

2) Popovic M, Warr DG, Deangelis C, et al. Efficacy and safety of palonosetron for the prophylaxis of chemotherapy-induced nausea and vomiting（CINV）：a systematic review and meta-analysis of randomized controlled trials. Support Care Cancer. 2014；22：1685-97.

3) Saito M, Aogi K, Sekine I, et al. Palonosetron plus dexamethasone versus granisetron plus dexamethasone for prevention of nausea and vomiting during chemotherapy：a double-blind, double-dummy, randomised, comparative phase III trial. Lancet Oncol. 2009；10：115-24.

4) Suzuki K, Yamanaka T, Hashimoto H, et al. Randomized, double-blind, phase III trial of palonosetron versus granisetron in the triplet regimen for preventing chemotherapy-induced nausea and vomiting after highly emetogenic chemotherapy：TRIPLE study. Ann Oncol. 2016；27：1601-6.

5) Hashimoto H, Abe M, Tokuyama O, et al. Olanzapine 5 mg plus standard antiemetic therapy for the prevention of chemotherapy-induced nausea and vomiting（J-FORCE）：a multicentre, randomised, double-blind, placebo-controlled, phase 3 trial. Lancet Oncol. 2020；21：242-9.

6) Navari RM, Qin R, Ruddy KJ, et al. Olanzapine for the Prevention of Chemotherapy-Induced Nausea and Vomiting. N Engl J Med. 2016；375：134-42.

7) Ito Y, Tsuda T, Minatogawa H, et al. Placebo-Controlled, Double-Blinded Phase III Study Comparing Dexamethasone on Day 1 With Dexamethasone on Days 1 to 3 With Combined Neurokinin-1 Receptor Antagonist and Palonosetron in High-Emetogenic Chemotherapy. J Clin Oncol. 2018；36：1000-6.

III
急性期・遅発期の悪心・嘔吐予防

中等度催吐性リスク抗がん薬に対する制吐療法にはどのようなものがあるか？

BQ 3

1 本BQの背景

中等度催吐性リスク抗がん薬の催吐割合は30%＜～90%と定義されている。しかし，カルボプラチン（AUC≧4）のように中等度催吐性リスクに分類されていても高度催吐性リスクに近い催吐割合（60%～90%）の抗がん薬もあるため，推奨される予防的制吐療法を行っても，悪心・嘔吐が十分抑制できないこともある。標準的な制吐療法を行いつつ，患者の状態を考慮し，適切な対応を行うことが必要である。

2 解説

中等度催吐性リスク抗がん薬による悪心・嘔吐に対する国内外の制吐療法ガイドライン共通の推奨は，5-HT$_3$受容体拮抗薬とデキサメタゾンの2剤併用療法である[1-4]。催吐性の高い一部の抗がん薬（AUC≧4のカルボプラチン等）を投与する場合には，NK$_1$受容体拮抗薬を加えた3剤併用療法が推奨される。なお，NK$_1$受容体拮抗薬を投与する場合には，デキサメタゾンの用量を50%減量する（→ダイアグラム2参照）。

カルボプラチンは中等度催吐性リスク抗がん薬に分類されるが，高用量（AUC≧4）で投与する場合の催吐割合は60%～90%で，高度催吐性リスク抗がん薬に近い。制吐療法研究16編のメタアナリシスでは，中等度催吐性リスク抗がん薬のうち，カルボプラチンを含むレジメンに対しては有意にNK$_1$受容体拮抗薬併用の臨床的有用性があったと報告されており[5]，AUC≧4のカルボプラチンを投与する際には，高度催吐性リスク抗がん薬に準じてNK$_1$受容体拮抗薬を含む3剤併用療法を行うことを推奨する（→CQ3参照）。なお，NCCNガイドライン2017ではAUC≧4のカルボプラチンを高度催吐性リスク抗がん薬に分類しているが，この境界値4に関するエビデンスは不明である。

また本邦では，オキサリプラチンを含む治療レジメンを投与する患者413人に対して，5-HT$_3$受容体拮抗薬とデキサメタゾン併用下におけるNK$_1$受容体拮抗薬（アプレピタントまたはホスアプレピタント）の上乗せ効果を検証したランダム化第III相比較試験（非盲検）が行われ，NK$_1$受容体拮抗薬使用群が対照群より全期間，特に遅発期の悪心・嘔吐を有意に抑制することが示された[6]。海外では，中等度催吐性リスク抗がん薬（カルボプラチン53%，オキサリプラチン22%を含む964人）に対して，5-HT$_3$受容体拮抗薬とデキサメタゾン併用下におけるホスアプレピタントの上乗せ効果を検証したランダム化第III相比較試験が行われ，同様の結果が報告されている[7]。一方，NK$_1$受容体拮抗薬の

追加効果をみたオキサリプラチンに関するメタアナリシスでは否定的なものもある[5,8]。高用量カルボプラチン以外の中等度催吐性リスク抗がん薬に対するNK$_1$受容体拮抗薬の制吐効果に関するエビデンスは限られるため（→**CQ3**参照），ステートメントでは3剤併用療法の対象をエビデンスのある「催吐性が高いカルボプラチン」と記載した。

　中等度催吐性リスク抗がん薬に対する制吐療法の課題として，2〜3日目のデキサメタゾンを省略するステロイドスペアリングがあり，複数のランダム化第Ⅲ相比較試験が報告されている（→**CQ6**参照）。また近年，高度・中等度催吐性リスク抗がん薬による超遅発期（抗がん薬投与開始6日目以降）の悪心・嘔吐抑制の必要性が注目されており[9]，抗がん薬投与開始から1週間程度の長い期間を想定した制吐療法の開発が求められている。近年では，高度催吐性リスク抗がん薬における遅発期の悪心・嘔吐に対して，より長い制吐効果を発揮する選択的NK$_1$受容体拮抗薬の治療成績が報告されており[10]，中等度催吐性リスク抗がん薬においてもその検証が望まれる。

参考文献

1) NCCN Clinical Practice Guidelines in Oncology. Antiemesis. Version 2. 2023. https://www.nccn.org/guidelines/guidelines-detail?category=3&id=1415
2) MASCC/ESMO Antiemetic Guidelines 2016. https://mascc.org/wp-content/uploads/2022/04/mascc_antiemetic_guidelines_english_v.1.5SEPT29.2019.pdf
3) Hesketh PJ, Kris MG, Basch E, et al. Antiemetics：American Society of Clinical Oncology clinical practice guideline update. J Clin Oncol. 2020；38：2782-97.
4) 日本癌治療学会編．制吐薬適正使用ガイドライン2015年10月（第2版）．金原出版，2015, pp36-46.
5) Jordan K, Blättermann L, Hinke A, et al. Is the addition of a neurokinin-1 receptor antagonist beneficial in moderately emetogenic chemotherapy?-a systematic review and meta-analysis. Support Care Cancer. 2018；26：21-32.
6) Nishimura J, Satoh T, Fukunaga M, et al；Multi-center Clinical Study Group of Osaka, Colorectal Cancer Treatment Group (MCSGO). Combination antiemetic therapy with aprepitant/fosaprepitant in patients with colorectal cancer receiving oxaliplatin-based chemotherapy (SENRI trial)：a multicentre, randomised, controlled phase 3 trial. Eur J Cancer. 2015；51：1274-82.
7) Weinstein C, Jordan K, Green SA, et al. Single-dose fosaprepitant for the prevention of chemotherapy-induced nausea and vomiting associated with moderately emetogenic chemotherapy：results of a randomized, double-blind phase Ⅲ trial. Ann Oncol. 2016；27：172-8.
8) Zhang Y, Hou X, Zang R, et al. Optimal prophylaxis of chemotherapy-induced nausea and vomiting for moderately emetogenic chemotherapy：a meta-analysis. Future Oncol. 2018；14：1933-41.
9) Tamura K, Aiba K, Saeki T, et al；CINV Study Group of Japan. Testing the effectiveness of antiemetic guidelines：results of a prospective registry by the CINV Study Group of Japan. Int J Clin Oncol. 2015；20：855-65.
10) Sugawara S, Inui N, Kanehara M, et al. Multicenter, placebo-controlled, double-blind, randomized study of fosnetupitant in combination with palonosetron for the prevention of chemotherapy-induced nausea and vomiting in patients receiving highly emetogenic chemotherapy. Cancer. 2019；125：4076-83.

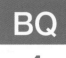

中等度催吐性リスク抗がん薬に対する 5-HT₃ 受容体拮抗薬の選択において考慮すべき点は何か？

ステートメント

中等度催吐性リスク抗がん薬に対しては，第 2 世代の 5-HT₃ 受容体拮抗薬であるパロノセトロンとデキサメタゾンを用いた 2 剤併用療法を行うが，NK₁ 受容体拮抗薬を追加する場合には第 1 世代の 5-HT₃ 受容体拮抗薬を選択してもよい。

合意率：100%（24/24 名）

1 本 BQ の背景

5-HT₃ 受容体拮抗薬は，急性期悪心・嘔吐の予防において重要な制吐薬であり，第 1 世代のグラニセトロン，オンダンセトロン，ラモセトロンなどのほか，より半減期が長い第 2 世代のパロノセトロンがある。前版までは，対象となる抗がん薬の催吐性リスクや個々の患者のリスク因子に応じて，どちらを選択すべきか，薬価の問題を含め議論が続いていたが，薬価については後発品の登場により両者の差が小さくなった。また，NK₁ 受容体拮抗薬の登場により，中等度催吐性リスク抗がん薬に対する予防的制吐療法も変わってきた。

このような状況において，中等度催吐性リスク抗がん薬に対する予防的制吐療法において，どの 5-HT₃ 受容体拮抗薬を用いるべきか解説する。

2 解説

パロノセトロンの予防的制吐効果を検証したランダム化比較試験は多数あり，メタアナリシスも行われている。中等度催吐性リスク抗がん薬の悪心・嘔吐予防に関するメタアナリシスの結果，パロノセトロンの制吐効果は第 1 世代 5-HT₃ 受容体拮抗薬を上回っていた。また，高度催吐性リスク抗がん薬と比べて，中等度催吐性リスク抗がん薬に対するパロノセトロンの制吐効果は第 1 世代よりも明らかに良好であった[1]。このため，中等度催吐性リスク抗がん薬に対してデキサメタゾンに併用する 5-HT₃ 受容体拮抗薬は，パロノセトロンを選択することが強く推奨される。

近年，中等度催吐性リスク抗がん薬に対して，5-HT₃ 受容体拮抗薬，デキサメタゾンに加え，NK₁ 受容体拮抗薬の 3 剤を併用することが増えている。高度催吐性リスク抗がん薬に対する NK₁ 受容体拮抗薬を含む 3 剤併用下におけるパロノセトロンと第 1 世代 5-HT₃ 受容体拮抗薬との比較試験では，主要評価項目である 120 時間までの CR 割合に有意差がなかった[2]ことを考えると，中等度催吐性リスク抗がん薬に対して NK₁ 受容体拮抗薬を用いる場合には，第 1 世代の 5-HT₃ 受容体拮抗薬を選択することも許容される。

参考文献

1) Popovic M, Warr DG, Deangelis C, et al. Efficacy and safety of palonosetron for the prophylaxis of chemotherapy-induced nausea and vomiting（CINV）：a systematic review and meta-analysis of randomized controlled trials.

Support Care Cancer. 2014；22：1685-97.

2) Suzuki K, Yamanaka T, Hashimoto H, et al. Randomized, double-blind, phase Ⅲ trial of palonosetron versus granisetron in the triplet regimen for preventing chemotherapy-induced nausea and vomiting after highly emetogenic chemotherapy：TRIPLE study. Ann Oncol. 2016；27：1601-6.

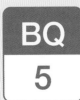

BQ 5 軽度・最小度催吐性リスク抗がん薬に対する制吐療法にはどのようなものがあるか？

ステートメント

軽度催吐性リスク抗がん薬に対する予防的制吐療法について，明確な根拠はないが，実臨床ではデキサメタゾンや5-HT₃受容体拮抗薬等が広く投与されている。最小度催吐性リスク抗がん薬に対しては，予防的制吐療法は行わない。

合意率：100％（25/25名）

❶ 本BQの背景

　抗がん薬の催吐性リスクの適正評価は重要で，リスクに応じた制吐療法の標準化が必要である。軽度催吐性リスク抗がん薬に対する制吐療法のエビデンスは国内外において認められず，NCCNガイドライン2023 ver. 2[1]，MASCC/ESMOガイドライン2016[2]，ASCOガイドライン2020[3]においても推奨できるものはないとされ，前版でも推奨できる制吐療法は挙げていなかった[4]。しかし，実臨床では軽度催吐性リスク抗がん薬に対する予防的制吐療法は必要と考えられており，患者の状態を評価しながら制吐療法を行うべきである。

　最小度催吐性リスク抗がん薬に対する制吐療法についてはさらにエビデンスが乏しく，予防的制吐療法を推奨するエビデンスはないが，必要時には適切な制吐療法を行う。

❷ 解説

　軽度催吐性リスク抗がん薬の急性期悪心・嘔吐についての明らかなエビデンスはないものの，実臨床では，デキサメタゾン3.3～6.6 mg静注（または4～8 mg経口）の単剤投与，5-HT₃受容体拮抗薬の単剤投与，状況に応じて，ドパミン（D₂）受容体拮抗薬の投与が広く行われている。最小度催吐性リスク抗がん薬の急性期の悪心・嘔吐に対する予防的制吐療法は基本的に不要とされている。

　また，軽度・最小度催吐性リスク抗がん薬による遅発期の悪心・嘔吐に対する制吐療法については，同様にエビデンスはなく，実臨床では患者の症状に応じて適切な対応が必要である。

　今回，推奨の根拠となるエビデンスがない制吐療法については，患者の価値観・好みも考慮のうえ，実臨床で行われている制吐療法について記述した（→FQ1参照）。

参考文献

1) NCCN Clinical Practice Guidelines in Oncology. Antiemesis. Version 2. 2023. https://www.nccn.org/guidelines/guidelines-detail?category=3&id=1415
2) MASCC/ESMO Antiemetic Guidelines 2016. https://mascc.org/wp-content/uploads/2022/04/mascc_antiemetic_guidelines_english_v.1.5SEPT29.2019.pdf
3) Hesketh PJ, Kris MG, Basch E, et al. Antiemetics：American Society of Clinical Oncology clinical practice guideline update. J Clin Oncol. 2020；38：2782-97.
4) 日本癌治療学会編．制吐薬適正使用ガイドライン2015年10月（第2版）．金原出版，2015，pp36-46.

高度催吐性リスク抗がん薬の悪心・嘔吐予防として，3剤併用療法（5-HT₃受容体拮抗薬＋NK₁受容体拮抗薬＋デキサメタゾン）へのオランザピンの追加・併用は推奨されるか？

推 奨

高度催吐性リスク抗がん薬の悪心・嘔吐予防として，3剤併用療法へのオランザピンの追加・併用を強く推奨する。

推奨の強さ：1（強い）　エビデンスの強さ：B（中）

合意率：95.7%（22/23名）

┃解説┃

　高度催吐性リスク抗がん薬の悪心・嘔吐予防として，5-HT₃受容体拮抗薬とNK₁受容体拮抗薬およびデキサメタゾンの3剤併用療法に加えて，オランザピンを追加・併用することを強く推奨する（→ダイアグラム1参照）。ただし，本邦では糖尿病患者へのオランザピン投与は禁忌であるため，糖尿病患者においては従来の3剤併用療法を行う。

　なお，オランザピンの用量・投与方法としては，本邦で行われたランダム化比較試験[1]の結果から，5 mgを1〜4日目の夕食後に投与することが望ましい。

❶ 本CQの背景

　高度催吐性リスク抗がん薬に対する予防的制吐療法については，前版一部改訂版（ver.2.2）では，NK₁受容体拮抗薬，5-HT₃受容体拮抗薬およびデキサメタゾンの3剤併用療法を推奨グレードAとして提示しており，オランザピンの追加・併用については，「本邦における推奨用量，使用方法についてはまだ検証段階であるため，適切な患者に慎重に投与することが望まれる」としていた。一方，NCCNガイドライン2017，ASCOガイドライン2017では，オランザピンを含む4剤併用療法が推奨として追加された。今回，本邦において実施されたランダム化第Ⅲ相比較試験[1]が報告され，より適正な制吐療法およびそのオプションの提示が必要と考えられ，本CQを設定した。

❷ アウトカムの設定

　本CQでは，高度催吐性リスク抗がん薬による治療を受ける患者を対象に，悪心・嘔吐予防として，4剤併用療法（5-HT₃受容体拮抗薬＋NK₁受容体拮抗薬＋デキサメタゾン＋オランザピン）と3剤併用療法（5-HT₃受容体拮抗薬＋NK₁受容体拮抗薬＋デキサメタゾン）を比較した際の「血糖上昇」「嘔吐抑制」「悪心抑制」「有害事象」「コスト（薬剤費）」の5項目をアウトカムとして設定し，システマティックレビューを行った。

❸ 採択された論文

　本CQに対する文献検索の結果，PubMed 72編，Cochrane 18編，医中誌13編が抽出され，これにハンドサーチ3編を加えた計106編がスクリーニング対象となり，2回のスクリーニングを経て抽

出された9編がシステマティックレビューの対象となった。本CQでは，抽出された文献のうち，ランダム化比較試験5編を中心に評価し，その他の研究については予備資料とした。

④ アウトカムごとのシステマティックレビュー結果

（1）血糖上昇 害

　オランザピン10 mg追加・併用の有用性を検討したランダム化比較試験2編[2,3]をもとに評価した。オランザピン追加・併用群の高血糖発現頻度は，それぞれGrade 3以上0.5％，Grade 2以上1.7％と低かった。メタアナリシスでは出版バイアスは認められず，オランザピン非追加・非併用群と有意差はなかった〔RD 0.01（95％CI：−0.01-0.02，p=0.37）〕（図1）。一方，オランザピンの至適用量を検討したランダム化第Ⅱ相比較試験（5 mgと10 mg）[4]では，いずれの群においても高血糖発現はGrade 1のみで，頻度は5 mg群5.2％，10 mg群4.1％と低かった。

エビデンスの強さ　B（中）

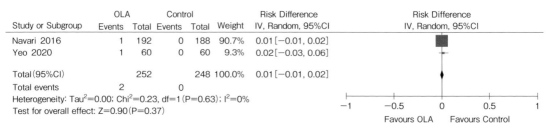

図1　重篤な高血糖の発現頻度をアウトカムとしたメタアナリシス

（2）嘔吐抑制 益

　オランザピンの追加・併用の有用性を検証したランダム化比較試験4編（5 mg 2編[1,5]，10 mg 2編[2,3]）をもとに，「CR割合」と「NV割合」の2つのアウトカムで評価した。

　CR割合について，メタアナリシスで出版バイアスは認められず，急性期，遅発期，全期間すべてにおいてオランザピン投与群で有意に改善していた〔RD：急性期 −0.14（95％CI：−0.26-−0.03，p=0.02），遅発期 −0.14（95％CI：−0.19-−0.09，p<0.00001），全期間 −0.16（95％CI：−0.23-−0.09，p<0.00001）〕（図2，3）。

　NV割合について，メタアナリシスで出版バイアスは認められず，急性期，遅発期，全期間すべてにおいて両群間に有意差はなかった〔RD：急性期 −0.11（95％CI：−0.28-0.07，p=0.24），遅発期 −0.09（95％CI：−0.21-0.03，p=0.13），全期間 −0.16（95％CI：−0.37-0.05，p=0.14）〕（図4，5）。

エビデンスの強さ　A（強）

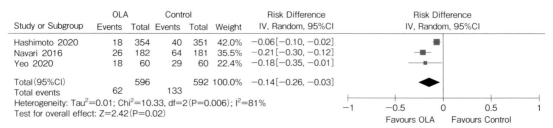

図2　急性期のCR割合をアウトカムとしたメタアナリシス

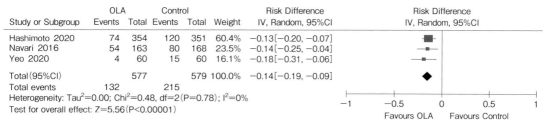

図3　遅発期の CR 割合をアウトカムとしたメタアナリシス

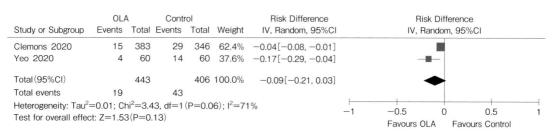

図4　急性期の NV 割合をアウトカムとしたメタアナリシス

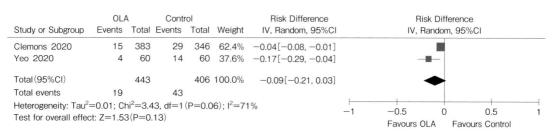

図5　遅発期の NV 割合をアウトカムとしたメタアナリシス

(3) 悪心抑制 益

　オランザピンの追加・併用の有用性を検証したランダム化比較試験3編（5 mg 1編[1]，10 mg 2編[2,3]）をもとに，「CC 割合」，「TC 割合」，「中等度以上の悪心なし（悪心なしまたは軽度）」，「NN 割合」の4つのアウトカムで評価した。

　CC 割合について，メタアナリシスで出版バイアスは認められず，遅発期，全期間においてオランザピン投与群で有意に改善していた〔RD：急性期 −0.10（95％CI：−0.23-0.02，$p=0.11$），遅発期 −0.15（95％CI：−0.21−−0.09，$p<0.00001$），全期間 −0.17（95％CI：−0.23−−0.10，$p<0.00001$）〕（図6，7）。TC 割合についても同様の結果であった〔RD：急性期 −0.12（95％CI：−0.30-0.05，$p=0.16$），遅発期 −0.11（95％CI：−0.18−−0.05，$p=0.0009$），全期間 −0.16（95％CI：−0.29−−0.02，$p=0.02$）〕（図8，9）。

　中等度以上の悪心なしについて，メタアナリシスで出版バイアスは認められず，急性期，遅発期，全期間すべてにおいてオランザピン投与群で有意に改善していた〔RD：急性期 −0.14（95％CI：−0.22−−0.06，$p=0.0009$），遅発期 −0.21（95％CI：−0.40−−0.03，$p=0.02$），全期間 −0.21（95％CI：−0.32−−0.09，$p=0.0006$）〕（図10，11）。悪心なしについても同様の結果であった〔RD：急性期 −0.27（95％CI：−0.36−−0.19，$p<0.00001$），遅発期 −0.16（95％CI：−0.24−−0.08，$p=0.0002$），全期間 −0.18（95％CI：−0.26−−0.09，$p<0.0001$）〕（図12，13）。

エビデンスの強さ　A（強）

CQ1　51

III

急性期・遅発期の悪心・嘔吐予防

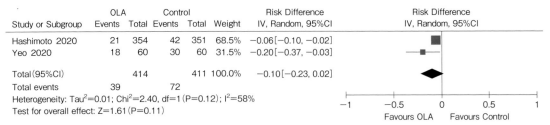

図6　急性期の CC 割合をアウトカムとしたメタアナリシス

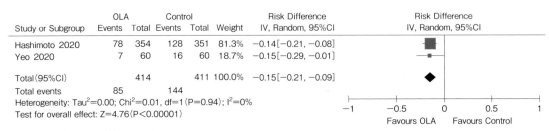

図7　遅発期の CC 割合をアウトカムとしたメタアナリシス

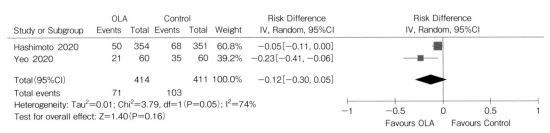

図8　急性期の TC 割合をアウトカムとしたメタアナリシス

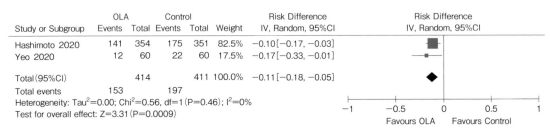

図9　遅発期の TC 割合をアウトカムとしたメタアナリシス

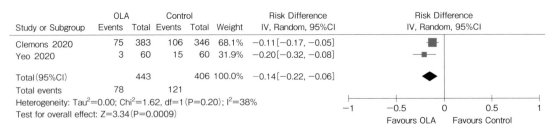

図10　急性期の中等度以上の悪心なしをアウトカムとしたメタアナリシス

Study or Subgroup	OLA Events	OLA Total	Control Events	Control Total	Weight	Risk Difference IV, Random, 95%CI
Clemons 2020	87	383	123	346	54.5%	−0.13[−0.19, −0.06]
Yeo 2020	2	60	21	60	45.5%	−0.32[−0.45, −0.19]
Total (95%CI)		443		406	100.0%	−0.21[−0.40, −0.03]
Total events	89		144			

Heterogeneity: $Tau^2=0.02$; $Chi^2=6.51$, df=1 (P=0.01); $I^2=85\%$
Test for overall effect: Z=2.28 (P=0.02)

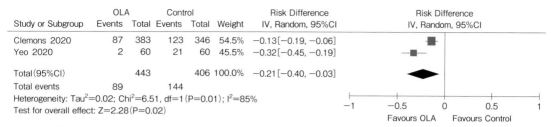

図 11　遅発期の中等度以上の悪心なしをアウトカムとしたメタアナリシス

Study or Subgroup	OLA Events	OLA Total	Control Events	Control Total	Weight	Risk Difference IV, Random, 95%CI
Navari 2016	48	183	99	181	74.6%	−0.28[−0.38, −0.19]
Yeo 2020	14	60	28	60	25.4%	−0.23[−0.40, −0.07]
Total (95%CI)		243		241	100.0%	−0.27[−0.36, −0.19]
Total events	62		127			

Heterogeneity: $Tau^2=0.00$; $Chi^2=0.28$, df=1 (P=0.60); $I^2=0\%$
Test for overall effect: Z=6.38 (P<0.00001)

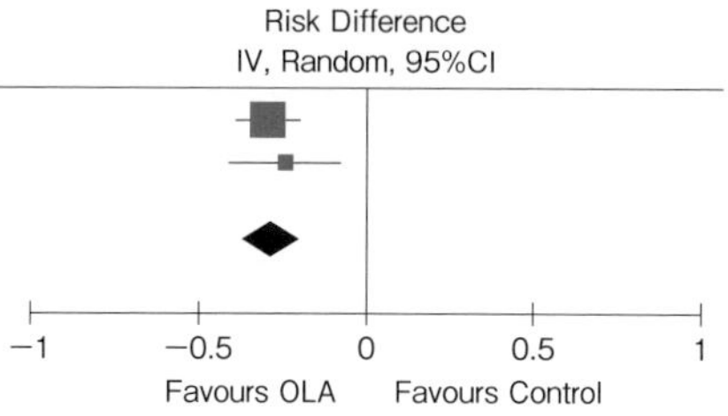

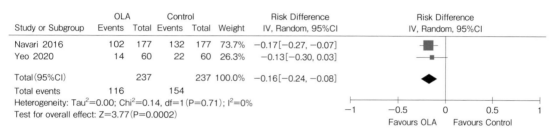

図 12　急性期の NN 割合をアウトカムとしたメタアナリシス

Study or Subgroup	OLA Events	OLA Total	Control Events	Control Total	Weight	Risk Difference IV, Random, 95%CI
Navari 2016	102	177	132	177	73.7%	−0.17[−0.27, −0.07]
Yeo 2020	14	60	22	60	26.3%	−0.13[−0.30, 0.03]
Total (95%CI)		237		237	100.0%	−0.16[−0.24, −0.08]
Total events	116		154			

Heterogeneity: $Tau^2=0.00$; $Chi^2=0.14$, df=1 (P=0.71); $I^2=0\%$
Test for overall effect: Z=3.77 (P=0.0002)

図 13　遅発期の NN 割合をアウトカムとしたメタアナリシス

(4) 有害事象 害

有害事象について，傾眠（somnolence）と鎮静（sedation）を同意義として「傾眠」として評価し，Grade 1 以上と Grade 2 以上の 2 つのアウトカムについて，オランザピン 5 mg の追加・併用の有用性を検証したランダム化比較試験 2 編[1,5]をもとに評価した。Grade 1 以上の発現頻度についてはメタアナリシスで出版バイアスは認められず，Grade 1 以上はオランザピン投与群で有意に傾眠が多いが〔RD 0.12（95%CI：0.07-0.17，$p<0.00001$）〕（図 14），Grade 2 以上は有意差はなかった〔RD 0.02（95%CI：−0.01-0.05，$p=0.25$）〕（図 15）。

エビデンスの強さ　A（強）

Study or Subgroup	OLA Events	OLA Total	Control Events	Control Total	Weight	Risk Difference IV, Random, 95%CI
Clemons 2020	208	383	141	346	49.5%	0.14[0.06, 0.21]
Hashimoto 2020	153	355	116	351	50.5%	0.10[0.03, 0.17]
Total (95%CI)		738		697	100.0%	0.12[0.07, 0.17]
Total events	361		257			

Heterogeneity: $Tau^2=0.00$; $Chi^2=0.46$, df=1 (P=0.50); $I^2=0\%$
Test for overall effect: Z=4.57 (P<0.00001)

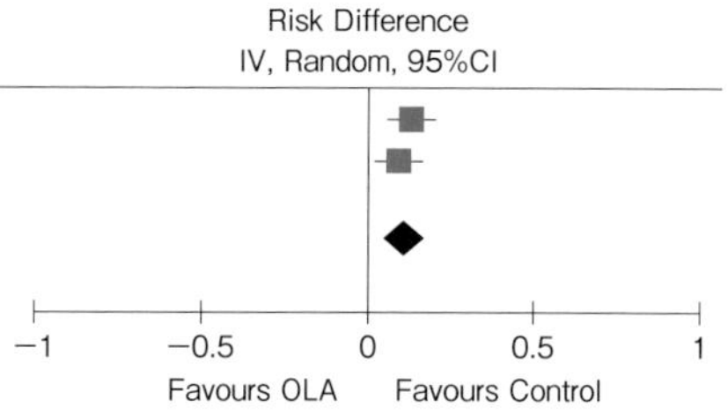

図 14　傾眠・鎮静 Grade 1 以上をアウトカムとしたメタアナリシス

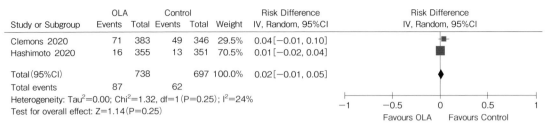

Study or Subgroup	OLA Events	Total	Control Events	Total	Weight	Risk Difference IV, Random, 95%CI
Clemons 2020	71	383	49	346	29.5%	0.04[−0.01, 0.10]
Hashimoto 2020	16	355	13	351	70.5%	0.01[−0.02, 0.04]
Total(95%CI)		738		697	100.0%	0.02[−0.01, 0.05]
Total events	87		62			

Heterogeneity: Tau^2=0.00; Chi^2=1.32, df=1(P=0.25); I^2=24%
Test for overall effect: Z=1.14(P=0.25)

図 15　傾眠・鎮静 Grade 2 以上をアウトカムとしたメタアナリシス

（5）コスト（薬剤費）害

コスト（薬剤費）を評価した研究は抽出されなかったため，評価不能とした。

⑤ システマティックレビューのまとめ・考察

（1）益のまとめ

嘔吐抑制，悪心抑制いずれにおいてもオランザピンの追加・併用の有効性が認められた。特に遅発期の悪心・嘔吐抑制における有効性が高いと考えられた。

（2）害のまとめ

オランザピンの代表的な副作用である血糖上昇と傾眠について評価した。いずれも Grade 2 以上の発現頻度は低く，オランザピン群とプラセボ群との間に有意差はなかったことから，オランザピンの追加・併用による害は少ないと考えられた。ただし，本邦で行われたオランザピンを含む臨床試験では糖尿病患者は除外されていたことに注意を要する。また，作用点が重複するドパミン（D$_2$）受容体拮抗薬との併用は避け，睡眠薬との併用にも注意を要する。

（3）患者の価値観・好み

患者の価値観・好みについてエビデンスに基づく評価はできていないが，嘔吐抑制，悪心抑制という益は多くの患者が求めるものであり，多様性は低いと考えられる。害については少ないと考えられたが，患者のライフスタイルや価値観も考慮すべきである。

（4）コスト・資源

コスト・資源についてエビデンスに基づく評価はできていないが，オランザピンは安価であり，得られる益とのバランスは良いと考えられる。

（5）総括

システマティックレビューでは益が害を上回っており，高度催吐性リスク抗がん薬の悪心・嘔吐予防として，オランザピンの追加・併用は有用と考えられた。

⑥ 推奨決定会議における協議と投票の結果

推奨決定会議に参加した改訂 WG 委員は 24 名（医師 17 名，看護師 3 名，薬剤師 2 名，患者 2 名）であった。投票時は，本ガイドラインの COI 管理方針に基づいて各委員が自己申告を行い，安部委員は COI により投票には参加しなかった。

システマティックレビューレポートに基づいて，推奨草案「高度催吐性リスク抗がん薬の悪心・嘔吐予防として，3剤併用療法へのオランザピンの追加・併用を強く推奨する。」が提示され，推奨決定の協議と投票の結果，23名中22名が原案に賛同し，合意形成に至った。

参考文献

1) Hashimoto H, Abe M, Tokuyama O, et al. Olanzapine 5 mg plus standard antiemetic therapy for the prevention of chemotherapy-induced nausea and vomiting (J-FORCE)：a multicentre, randomised, double-blind, placebo-controlled, phase 3 trial. Lancet Oncol. 2020；21：242-9.

2) Navari RM, Qin R, Ruddy KJ, et al. Olanzapine for the Prevention of Chemotherapy-Induced Nausea and Vomiting. N Engl J Med. 2016；375：134-42.

3) Yeo W, Lau TK, Li L, et al. A randomized study of olanzapine-containing versus standard antiemetic regimens for the prevention of chemotherapy-induced nausea and vomiting in Chinese breast cancer patients. Breast. 2020；50：30-8.

4) Yanai T, Iwasa S, Hashimoto H, et al. A double-blind randomized phase II dose-finding study of olanzapine 10 mg or 5 mg for the prophylaxis of emesis induced by highly emetogenic cisplatin-based chemotherapy. Int J Clin Oncol. 2018；23：382-8.

5) Clemons M, Dranitsaris G, Sienkiewicz M, et al. A randomized trial of individualized versus standard of care antiemetic therapy for breast cancer patients at high risk for chemotherapy-induced nausea and vomiting. Breast. 2020；54：278-85.

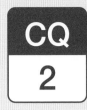

高度催吐性リスク抗がん薬の悪心・嘔吐予防として，デキサメタゾンの投与期間を1日に短縮することは推奨されるか？

推 奨

高度催吐性リスク抗がん薬のうち，AC療法においては，悪心・嘔吐予防としてデキサメタゾンの投与期間を1日に短縮することを弱く推奨する。

推奨の強さ：2（弱い）　エビデンスの強さ：B（中）

合意率：95.5%（21/22名）

| 解説 |

　高度催吐性リスク抗がん薬の悪心・嘔吐予防として，3剤併用療法（5-HT$_3$受容体拮抗薬，NK$_1$受容体拮抗薬，デキサメタゾン）を行う場合，AC療法においては，デキサメタゾンの投与期間を3〜4日間から1日目のみに短縮（遅発期である2日目以降を省略）することを弱く推奨する。その場合，5-HT$_3$受容体拮抗薬は第2世代のパロノセトロンを選択することが望ましい。

　AC療法以外の高度催吐性リスク抗がん薬におけるデキサメタゾンの投与期間短縮（ステロイドスペアリング）のエビデンスは確立されていない。

❶ 本CQの背景

　遅発期に有効なNK$_1$受容体拮抗薬と，半減期の長い第2世代5-HT$_3$受容体拮抗薬であるパロノセトロンの登場により，中等度催吐性リスク抗がん薬を対象に，2日目以降（遅発期）のデキサメタゾン投与省略の可否を検証した複数のランダム化比較試験が行われ，悪心・嘔吐抑制効果について，1日目（急性期）投与群の3〜4日間（急性期＋遅発期）投与群に対する非劣性が示された。その後，高度催吐性リスク抗がん薬においても遅発期のデキサメタゾン投与省略が検証されたため，本CQを設定した。

❷ アウトカムの設定

　本CQでは，高度催吐性リスク抗がん薬による治療を受ける患者を対象に，デキサメタゾン1日のみ投与とデキサメタゾン3〜4日間投与を比較した際の「嘔吐抑制」「悪心抑制」「血糖上昇抑制」「骨粗鬆症抑制」の4項目をアウトカムとして設定し，システマティックレビューを行った。

❸ 採択された論文

　本CQに対する文献検索の結果，PubMed 72編，Cochrane 252編，医中誌97編が抽出され，これにハンドサーチ4編を加えた計425編がスクリーニング対象となり，2回のスクリーニングを経て抽出された2編がシステマティックレビューの対象となった。

④ アウトカムごとのシステマティックレビュー結果

(1) 嘔吐抑制 害

　嘔吐抑制の指標は「遅発期の CR 割合」とし，デキサメタゾンの 1 日目投与と 3 日間投与を比較したランダム化比較試験 2 編[1,2]をもとに評価した。1 編は乳がんの AC 療法のみを対象とした単施設単盲検ランダム第Ⅱ相比較試験[1]，もう 1 編は乳がんの AC 療法とシスプラチンを含むレジメンを対象とした多施設共同二重盲検ランダム化第Ⅲ相比較試験[2]であった。両試験とも NK$_1$ 受容体拮抗薬および 5-HT$_3$ 受容体拮抗薬としてパロノセトロンを使用していた。遅発期の CR 割合において，メタアナリシスで出版バイアスは認められず，両群間に有意差はなかった〔RD 0.0（95%CI：−0.11-0.12，$p=0.95$）〕（図 1）。

　一方，後者のランダム化比較試験のサブグループ解析では，シスプラチンを含む治療レジメンの遅発期の CR 割合において，1 日目投与群の 3 日間投与群に対する非劣性は示されなかった。また，シスプラチンを含む治療レジメンに対する標準制吐療法のデキサメタゾン投与期間は 4 日間であるが，本試験の対照群のデキサメタゾン投与期間は 3 日間であったことに留意する必要がある。最終的に 2 編のメタアナリシスの結果としては差はないが，AC 療法以外の高度催吐性リスク抗がん薬に対するデキサメタゾンの投与期間短縮を推奨する根拠はない。

　エビデンスの強さ　B（中）

Study or Subgroup	DEX1 Events	Total	DEX1-3 Events	Total	Weight	Risk Difference IV, Random, 95%CI
Kosaka 2016	37	39	36	41	45.4%	0.07[−0.05, 0.19]
Ito 2018	103	200	111	196	54.6%	−0.05[−0.15, 0.05]
Total（95%CI）		239		237	100.0%	0.00[−0.11, 0.12]
Total events	140		147			

Heterogeneity: Tau^2=0.00; Chi^2=2.34, df=1(P=0.13); I^2=57%
Test for overall effect: Z=0.07(P=0.95)

Favours DEX1-3　Favours DEX1

図 1　遅発期の CR 割合をアウトカムとしたメタアナリシス

(2) 悪心抑制 害

　悪心抑制の指標は「遅発期の CC 割合」，「遅発期の TC 割合」とした。遅発期の CC 割合は，嘔吐抑制と同じ 2 編のランダム化比較試験[1,2]をもとに評価した。メタアナリシスでは出版バイアスは認められず，両群間に有意差はなかった〔RD −0.03（95%CI：−0.13-0.06，$p=0.53$）〕（図 2）。なお，ランダム化第Ⅱ相比較試験[1]では両群間に有意差はなかったが，ランダム化第Ⅲ相比較試験[2]では全体，両サブグループ（AC 療法，シスプラチンを含む治療レジメン）ともに非劣性は示されず，両試験の患者数，患者背景，統計手法（優越性あるいは非劣性）の違いが影響していると考えられた。

　遅発期の TC 割合についてはランダム化第Ⅲ相比較試験[2]のみを評価した。全患者における遅発期の TC 割合において，1 日目投与群は 3 日間投与群に対して非劣性を示した〔RD −0.03（95%CI：−0.13-0.06，$p=0.007$），$p≦0.025$ で非劣性〕。

　エビデンスの強さ　B（中）

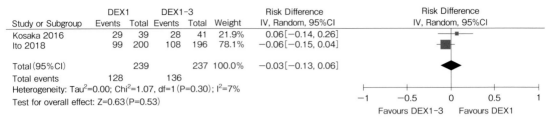

Study or Subgroup	DEX1 Events	Total	DEX1-3 Events	Total	Weight	Risk Difference IV, Random, 95%CI
Kosaka 2016	29	39	28	41	21.9%	0.06[−0.14, 0.26]
Ito 2018	99	200	108	196	78.1%	−0.06[−0.15, 0.04]
Total(95%CI)		239		237	100.0%	−0.03[−0.13, 0.06]
Total events	128		136			

Heterogeneity: Tau^2=0.00; Chi^2=1.07, df=1(P=0.30); I^2=7%
Test for overall effect: Z=0.63(P=0.53)

図2　遅発期の CC 割合をアウトカムとしたメタアナリシス

(3) 血糖上昇抑制 益

血糖上昇抑制を評価した研究は抽出されなかったため，評価不能とした。

(4) 骨粗鬆症抑制 益

骨粗鬆症抑制を評価した研究は抽出されなかったため，評価不能とした。

⑤ システマティックレビューのまとめ・考察

(1) 益のまとめ

設定されたアウトカムに関しては，評価不能であった。

(2) 害のまとめ

　嘔吐抑制については，遅発期の CR 割合を指標として評価した。2 編のランダム化比較試験の結果は差がないということで一致していたが，シスプラチンを含む治療レジメンのサブグループでは遅発期の CR 割合において 1 日目投与群の 3 日間投与群に対する非劣性が示されておらず，また対照群である 3 日間投与はシスプラチンを含む治療レジメンに対する標準制吐療法の投与日数と異なるため，AC 療法以外の高度催吐性リスク抗がん薬についてはデキサメタゾンの投与期間短縮を推奨する根拠がない。

　悪心抑制については，遅発期の CC 割合と TC 割合を指標として評価した。遅発期の CC 割合は個々の試験においては異なる結果であったものの，メタアナリシスでは差がないという結果となった。遅発期の TC 割合については，1 編だけの結果であるものの，1 日目投与群の 3 日間投与群に対する非劣性が示された。

(3) 患者の価値観・好み

　今回のアウトカムには該当しないが，ランダム化第Ⅲ相比較試験[2]において患者評価による短期的な益と害に関する詳細な検討があったため，参考として記載する。

　この試験では，Likert Scale を用いた 5 日間のデキサメタゾン関連の有害事象評価を行っている。4，5 日目のほてりと 5 日目の振戦は 3 日間投与群でより頻度が高く，2，3 日目の食欲不振，2 日目の抑うつ，2，3 日目の倦怠感は 1 日目投与群でより頻度が高かった。また，食欲不振と倦怠感に関しては，2，3 日目において 1 日目投与群よりも 3 日間投与群で軽度と答えた患者の割合が高かった。

　QOL 評価においては，3 日間投与群で便秘と下痢のスコアがより悪く，1 日目投与群では食欲不振と身体機能のスコアがより悪い結果であった。デキサメタゾン短縮投与により，ほてりや振戦が抑制される可能性があるものの，食欲不振や倦怠感はデキサメタゾンによって抑えられていた可能性が否

定できない結果となっている。

したがって、デキサメタゾンの投与期間短縮を検討する際には、悪心・嘔吐抑制以外のアウトカムにも差異が生じる可能性について説明を行ったうえで、益と害のバランスおよび患者のライフスタイル、価値観、好みを含めて検討することが必要である。

(4) コスト・資源

コスト・資源についてエビデンスに基づく評価はできていないが、デキサメタゾンは安価であり、投与期間短縮により得られるコスト・資源の節減効果は大きくはないと考えられる。

(5) 総括

システマティックレビューの結果から、益については評価不能であったが、害についてはデキサメタゾンの投与期間を短縮しても差がないと評価されたため、デキサメタゾンの投与期間短縮（ステロイドスペアリング）は有用と考えられる。なお、AC療法以外の高度催吐性リスク抗がん薬ではデキサメタゾンの投与期間短縮のエビデンスは確立していないことに注意が必要である。

⑥ 推奨決定会議における協議と投票の結果

推奨決定会議に参加した改訂WG委員は23名（医師16名、看護師3名、薬剤師2名、患者2名）であった。投票時は、本ガイドラインのCOI管理方針に基づいて各委員が自己申告を行い、中島委員はCOIにより投票には参加しなかった。

システマティックレビューレポートに基づいて、推奨草案「高度催吐性リスク抗がん薬のうち、AC療法においては、悪心・嘔吐予防としてデキサメタゾンの投与期間を1日に短縮することを弱く推奨する。」が提示され、推奨決定の協議と投票の結果、22名中21名が原案に賛同し、合意形成に至った。

⑦ 今後の研究課題

高度催吐性リスク抗がん薬において、AC療法とシスプラチンを含むレジメンでは悪心・嘔吐の発現様式は異なることが示されており[3]、シスプラチンを含むレジメンにおけるステロイドスペアリングの検証が望まれる。シスプラチンを含むレジメンのみを対象に、オランザピンを含む4剤併用療法下におけるデキサメタゾン投与期間短縮の非劣性を検証するランダム化比較試験が本邦で行われた[4]。試験結果の論文は、2023年8月時点において発表されていないが、その結果に注目したい。

参考文献

1) Kosaka Y, Tanino H, Sengoku N, et al. Phase II randomized, controlled trial of 1 day versus 3 days of dexamethasone combined with palonosetron and aprepitant to prevent nausea and vomiting in Japanese breast cancer patients receiving anthracycline-based chemotherapy. Support Care Cancer. 2016；24：1405-11.

2) Ito Y, Tsuda T, Minatogawa H, et al. Placebo-Controlled, Double-Blinded Phase III Study Comparing Dexamethasone on Day 1 With Dexamethasone on Days 1 to 3 With Combined Neurokinin-1 Receptor Antagonist and Palonosetron in High-Emetogenic Chemotherapy. J Clin Oncol. 2018；36：1000-6.

3) Tamura K, Aiba K, Saeki T, et al；CINV Study Group of Japan. Breakthrough chemotherapy-induced nausea and vomiting：report of a nationwide survey by the CINV Study Group of Japan. Int J Clin Oncol. 2017；22：405-12.

4) Minatogawa H, Izawa N, Kawaguchi T, et al. Study protocol for SPARED trial：randomised non-inferiority phase III trial comparing dexamethasone on day 1 with dexamethasone on days 1-4, combined with neuroki-

nin-1 receptor antagonist, palonosetron and olanzapine (5 mg) in patients receiving cisplatin-based chemo-therapy. BMJ Open. 2020 ; 17 ; 10 : e041737.

中等度催吐性リスク抗がん薬の悪心・嘔吐予防として，NK₁受容体拮抗薬の投与は推奨されるか？

推奨

中等度催吐性リスク抗がん薬のうち，カルボプラチンによる治療においては，悪心・嘔吐予防として NK₁受容体拮抗薬の投与を強く推奨する。

推奨の強さ：1（強い）　エビデンスの強さ：A（強）

合意率：100%（22/22 名）

| 解説 |

　本ガイドラインにおいて中等度催吐性リスクに分類されている抗がん薬の中で，白金製剤であるカルボプラチンとオキサリプラチンは高度催吐性リスクに近い抗がん薬であるため[1]，カルボプラチン，オキサリプラチン，それ以外の中等度催吐性リスク抗がん薬を対象として，5-HT₃受容体拮抗薬とデキサメタゾンの2剤併用療法に NK₁受容体拮抗薬を上乗せする効果について，システマティックレビューで検証した。

　ただし，本 CQ に対するシステマティックレビューおよびメタアナリシスに採用された研究の大部分がカルボプラチンを投与された患者を対象としていたため，本 CQ における NK₁受容体拮抗薬の投与の推奨対象は，カルボプラチンを含む治療レジメンにとどめた。

1 本 CQ の背景

　前版では，中等度催吐性リスク抗がん薬の悪心・嘔吐予防に 5-HT₃受容体拮抗薬とデキサメタゾンの2剤併用療法が推奨されている。しかし，中等度催吐性リスク抗がん薬の催吐割合は 30%＜〜90% と幅が広く，催吐割合が 60%〜90% であるカルボプラチン（AUC≧4）に対しては，NK₁受容体拮抗薬を含む3剤併用療法が推奨されている。推奨される制吐療法を行っても，悪心・嘔吐が十分抑制できない症例もあるため，催吐割合の幅が広い中等度催吐性リスク抗がん薬に対する適切な制吐療法を検証すべく本 CQ を立案した。

2 アウトカムの設定

　本 CQ では，中等度催吐性リスク抗がん薬による治療を受ける患者を対象に，悪心・嘔吐予防として，3剤併用療法（5-HT₃受容体拮抗薬＋デキサメタゾン＋NK₁受容体拮抗薬）と2剤併用療法（5-HT₃受容体拮抗薬＋デキサメタゾン）を比較した場合の「嘔吐抑制」「悪心抑制」「有害事象」「コスト（薬剤費）」の4項目をアウトカムとして設定し，システマティックレビューを行った。

3 採択された論文

　本 CQ に対する文献検索の結果，PubMed 84 編，Cochrane 28 編，医中誌 30 編が抽出され，これにハンドサーチ 11 編を加えた計 153 編がスクリーニング対象となり，2回のスクリーニングを経て抽

出された21編がシステマティックレビューの対象となった。本CQでは抽出された文献のうち，有効性と安全性についてはランダム化比較試験を中心に評価し，コストについてはコホート研究も評価した。その他の研究については予備資料とした。

④ アウトカムごとのシステマティックレビュー結果

(1) 嘔吐抑制 益

　嘔吐抑制の指標は「CR割合」とし，ランダム化比較試験15編[2-16]をもとに評価した。発現時期については，全期間14編，急性期15編，遅発期15編で評価した。研究間の結果には一貫性があると判断した。メタアナリシスではバイアスリスクと出版バイアスはなく，いずれの発現時期においても，NK_1受容体拮抗薬を含む3剤併用療法は2剤併用療法と比較して有意にCR割合を改善した〔RD：全期間0.11（95％CI：0.08-0.15, $p<0.00001$），急性期0.03（95％CI：0.01-0.05, $p=0.01$），遅発期0.10（95％CI：0.08-0.13, $p<0.00001$）〕（図1～3）。

エビデンスの強さ **A（強）**

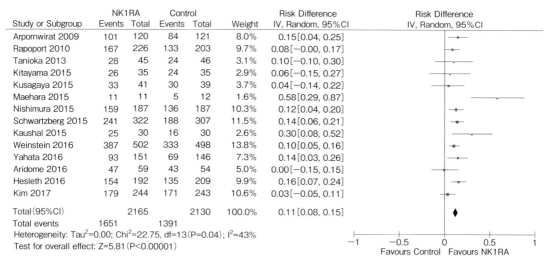

図1　全期間のCR割合をアウトカムとしたメタアナリシス

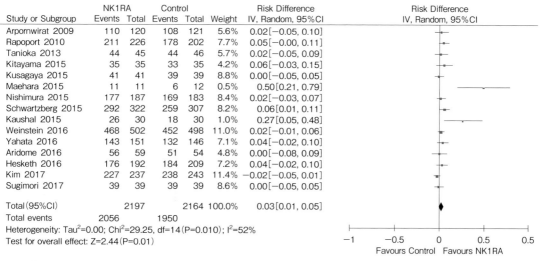

図2 急性期の CR 割合をアウトカムとしたメタアナリシス

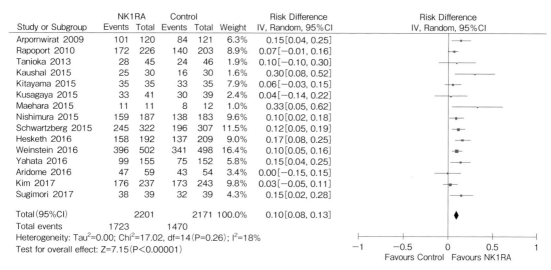

図3 遅発期の CR 割合をアウトカムとしたメタアナリシス

(2) 悪心抑制 益

　悪心抑制の指標は「CC 割合」と「TC 割合」とし，ランダム化比較試験 7 編[2,4,5,7,11,12,16)]で評価した。各発現時期において，CC 割合については全期間 4 編，急性期 6 編，遅発期 6 編，TC 割合については全期間 3 編，急性期 2 編，遅発期 2 編をもとに評価した。研究間の結果には一貫性があると判断した。メタアナリシスではバイアスリスクと出版バイアスはなかった。CC 割合では，全期間および遅発期において 3 剤併用療法は 2 剤併用療法より有意に CC 割合を改善した〔RD：全期間 0.11（95％CI：0.06-0.17，$p<0.0001$），遅発期 0.08（95％CI：0.02-0.13，$p=0.008$）〕が，急性期においては有意差はなかった〔RD 0.02（95％CI：−0.01-0.05，$p=0.25$）〕（図 4〜6）。TC 割合については，いずれの発現時期においても有意差はなかった〔RD：全期間 0.06（95％CI：−0.03-0.16，$p=0.19$），急性期 −0.01（95％CI：−0.16-0.14，$p=0.90$），遅発期 0.03（95％CI：−0.08-0.14，$p=0.60$）〕（図 7〜9）。

エビデンスの強さ　A（強）

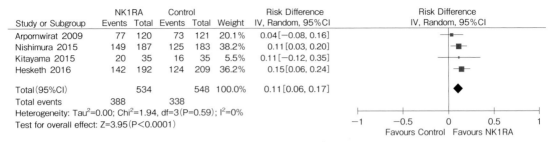

図4　全期間の CC 割合をアウトカムとしたメタアナリシス

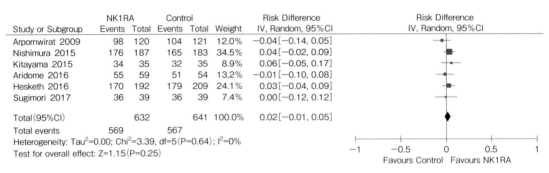

図5　急性期の CC 割合をアウトカムとしたメタアナリシス

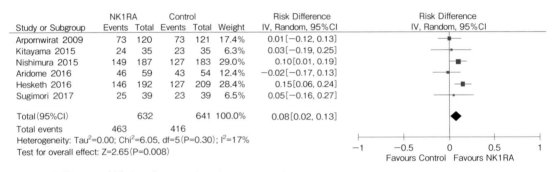

図6　遅発期の CC 割合をアウトカムとしたメタアナリシス

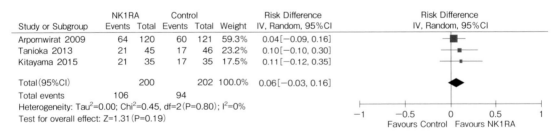

図7　全期間の TC 割合をアウトカムとしたメタアナリシス

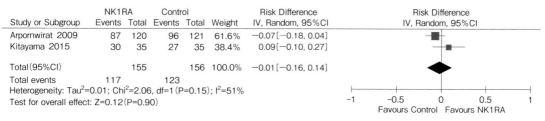

図8　急性期の TC 割合をアウトカムとしたメタアナリシス

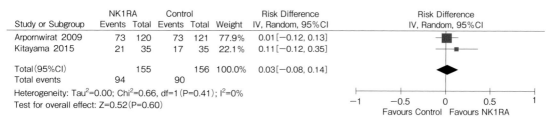

図9　遅発期の TC 割合をアウトカムとしたメタアナリシス

（3）有害事象 [害]

　ランダム化比較試験 12 編[2-5,7,9-15]から，全有害事象 9 編[2,3,7,9-12,14,15]，便秘 10 編[2-5,9-11,13-15]，頭痛 3 編[3,10,14]，吃逆 3 編[5,9,15]をもとに評価した。メタアナリシスではバイアスリスクと出版バイアスはなかった。いずれの項目においても 2 剤併用療法と 3 剤併用療法で有意差はなかった〔有害事象の RD：全有害事象 −0.00（95％CI：−0.02-0.02，p=0.80）（図 10），便秘 −0.01（95％CI：−0.04-0.01，p=0.30），頭痛 −0.01（95％CI：−0.03-0.01，p=0.19），吃逆 0.01（95％CI：−0.05-0.08，p=0.67）〕。

エビデンスの強さ　A（強）

Study or Subgroup	NK1RA Events	NK1RA Total	Control Events	Control Total	Weight	Risk Difference IV, Random, 95%CI
Arpornwirat 2009	75	117	85	119	3.1%	−0.07 [−0.19, 0.05]
Rapoport 2010	270	430	281	418	10.6%	−0.04 [−0.11, 0.02]
Kusagaya 2015	39	41	37	39	4.8%	0.00 [−0.09, 0.10]
Nishimura 2015	121	202	122	193	4.7%	−0.03 [−0.13, 0.06]
Schwartzberg 2015	447	674	431	670	16.8%	0.02 [−0.03, 0.07]
Weinstein 2016	312	504	302	497	12.0%	0.01 [−0.05, 0.07]
Aridome 2016	54	54	59	59	37.6%	0.00 [−0.03, 0.03]
Hesketh 2016	120	194	133	210	4.9%	−0.01 [−0.11, 0.08]
Kim 2017	136	242	132	248	5.6%	0.03 [−0.06, 0.12]
Total（95%CI）		2458		2453	100.0%	−0.00 [−0.02, 0.02]
Total events	1574		1582			

Heterogeneity: Tau²=0.00; Chi²=4.95, df=8(P=0.76); I²=0%
Test for overall effect: Z=0.26(P=0.80)

図 10　有害事象の発現割合をアウトカムとしたメタアナリシス

（4）コスト（薬剤費）[害]

　ランダム化比較試験はなく，コホート研究 1 編[17]のみで評価した。費用対効果は 3 剤併用のほうが優れる結果で，コストによる害は限定的と示唆されるが，エビデンスが乏しく，評価は困難であった。

エビデンスの強さ　C（弱）

❺ システマティックレビューのまとめ・考察

（1）益のまとめ

　全期間と遅発期において，NK_1 受容体拮抗薬を含む 3 剤併用療法は有意に CR 割合，CC 割合を改善した。ただし，TC 割合については，2 剤併用療法と 3 剤併用療法で有意差はなく，悪心の完全制御には課題がある。急性期の CR 割合は有意差はあるものの効果量は小さく，CC 割合および TC 割合に有意差はなかった。

　これらの結果は，NK_1 受容体拮抗薬の作用機序や特徴を考慮すれば妥当な結果である。これらを総合すると，NK_1 受容体拮抗薬を含む 3 剤併用療法は悪心・嘔吐の抑制に有効と考えられる。

（2）害のまとめ

　NK_1 受容体拮抗薬の追加による有害事象の増加はなかった。

（3）患者の価値観・好み

　患者の価値観・好みについてエビデンスに基づく評価はできていないが，NK_1 受容体拮抗薬を含む 3 剤併用療法は害が少なく，益が大きい治療であるため，多くの患者が行うことを希望すると考えられる。一方，薬剤の費用負担や，服用薬剤の増加などについては，患者の価値観・希望の多様性は高いと考えられる。

（4）コスト・資源

　費用についてはエビデンスが乏しく，評価できなかったが，NK_1 受容体拮抗薬は医療保険の適用であること，後発品が登場していることから，患者の費用負担は少ないと考えられる。

（5）総括

　システマティックレビューでは重要なアウトカムに対するエビデンスは強く，益が害を上回っていることから，NK_1 受容体拮抗薬を含む 3 剤併用療法は有用と考えられた。ただし，システマティックレビューに採用された報告の大部分がカルボプラチンを投与された患者を対象としていたことには注意が必要である。

❻ 推奨決定会議における協議と投票の結果

　推奨決定会議に参加した改訂 WG 委員は 23 名（医師 16 名，看護師 3 名，薬剤師 2 名，患者 2 名）であった。投票時は，本ガイドラインの COI 管理方針に基づいて各委員が自己申告を行い，西村委員は COI により投票には参加しなかった。

　システマティックレビューレポートに基づいて，推奨草案「中等度催吐性リスク抗がん薬のうち，カルボプラチンによる治療においては，悪心・嘔吐予防として NK_1 受容体拮抗薬の投与を強く推奨する。」が提示され，推奨決定の協議と投票の結果，22 名中 22 名が原案に賛同し，合意形成に至った。

　なお，本 CQ における推奨は推奨決定会議での議論により，システマティックレビューで採用された報告の大部分がカルボプラチンを投与された患者を対象としていたことを考慮し，カルボプラチンに対する限定的な推奨にとどめている。

　カルボプラチンを除く中等度催吐性リスク抗がん薬による治療を受ける患者を対象として，NK_1受容体拮抗薬を含む3剤併用療法の有効性・安全性の評価についてはエビデンスが不十分である。また，新規制吐薬である選択的NK_1受容体拮抗薬のホスネツピタントは2022年5月に本邦で薬価収載となったが，本システマティックレビュー実施時には上市されていなかったので今回の検索の対象にはなっていない。これらのことから，カルボプラチンを除く中等度催吐性リスク抗がん薬に対するNK_1受容体拮抗薬の有用性を検証するランダム化第Ⅲ相比較試験が望まれる。

参考文献

1) Jordan K, Blättermann L, Hinke A, et al. Is the addition of a neurokinin-1 receptor antagonist beneficial in moderately emetogenic chemotherapy?-a systematic review and meta-analysis. Support Care Cancer. 2018；26：21-32.

2) Arpornwirat W, Albert I, Hansen VL, et al. Phase 2 trial results with the novel neurokinin-1 receptor antagonist casopitant in combination with ondansetron and dexamethasone for the prevention of chemotherapy-induced nausea and vomiting in cancer patients receiving moderately emetogenic chemotherapy. Cancer. 2009；115：5807-16.

3) Rapoport BL, Jordan K, Boice JA, et al. Aprepitant for the prevention of chemotherapy-induced nausea and vomiting associated with a broad range of moderately emetogenic chemotherapies and tumor types：a randomized, double-blind study. Support Care Cancer. 2010；18：423-31.

4) Tanioka M, Kitao A, Matsumoto K, et al. A randomised, placebo-controlled, double-blind study of aprepitant in nondrinking women younger than 70 years receiving moderately emetogenic chemotherapy. Br J Cancer. 2013；109：859-65.

5) Kitayama H, Tsuji Y, Sugiyama J, et al. Efficacy of palonosetron and 1-day dexamethasone in moderately emetogenic chemotherapy compared with fosaprepitant, granisetron, and dexamethasone：a prospective randomized crossover study. Int J Clin Oncol. 2015；20：1051-6.

6) Kaushal P, Atri R, Soni A, et al. Comparative evaluation of triplet antiemetic schedule versus doublet antiemetic schedule in chemotherapy-induced emesis in head and neck cancer patients. Ecancermedicalscience. 2015；9：567.

7) Kusagaya H, Inui N, Karayama M, et al. Evaluation of palonosetron and dexamethasone with or without aprepitant to prevent carboplatin-induced nausea and vomiting in patients with advanced non-small-cell lung cancer. Lung Cancer. 2015；90：410-6.

8) Maehara M, Ueda T, Miyahara D, et al. Clinical Efficacy of Aprepitant in Patients with Gynecological Cancer after Chemotherapy Using Paclitaxel and Carboplatin. Anticancer Res. 2015；35：4527-34.

9) Nishimura J, Satoh T, Fukunaga M, et al；Multi-center Clinical Study Group of Osaka, Colorectal Cancer Treatment Group（MCSGO）. Combination antiemetic therapy with aprepitant/fosaprepitant in patients with colorectal cancer receiving oxaliplatin-based chemotherapy（SENRI trial）：a multicentre, randomised, controlled phase 3 trial. Eur J Cancer. 2015；51：1274-82.

10) Schwartzberg LS, Modiano MR, Rapoport BL, et al. Safety and efficacy of rolapitant for prevention of chemotherapy-induced nausea and vomiting after administration of moderately emetogenic chemotherapy or anthracycline and cyclophosphamide regimens in patients with cancer：a randomised, active-controlled, double-blind, phase 3 trial. Lancet Oncol. 2015；16：1071-8.

11) Aridome K, Mori SI, Baba K, et al. A phase Ⅱ, randomized study of aprepitant in the prevention of chemotherapy-induced nausea and vomiting associated with moderately emetogenic chemotherapies in colorectal cancer patients. Mol Clin Oncol. 2016；4：393-8.

12) Hesketh PJ, Schnadig ID, Schwartzberg LS, et al. Efficacy of the neurokinin-1 receptor antagonist rolapitant in preventing nausea and vomiting in patients receiving carboplatin-based chemotherapy. Cancer. 2016；122：2418-25.

13) Yahata H, Kobayashi H, Sonoda K, et al. Efficacy of aprepitant for the prevention of chemotherapy-induced nau-

sea and vomiting with a moderately emetogenic chemotherapy regimen：a multicenter, placebo-controlled, double-blind, randomized study in patients with gynecologic cancer receiving paclitaxel and carboplatin. Int J Clin Oncol. 2016；21：491-7.

14) Weinstein C, Jordan K, Green SA, et al. Single-dose fosaprepitant for the prevention of chemotherapy-induced nausea and vomiting associated with moderately emetogenic chemotherapy：results of a randomized, double-blind phase Ⅲ trial. Ann Oncol. 2016；27：172-8.

15) Kim JE, Jang JS, Kim JW, et al. Efficacy and safety of aprepitant for the prevention of chemotherapy-induced nausea and vomiting during the first cycle of moderately emetogenic chemotherapy in Korean patients with a broad range of tumor types. Support Care Cancer. 2017；25：801-9.

16) Sugimori Y, Ota T, Ujihira T, et al. A phase Ⅱ randomised study to evaluate the efficacy of aprepitant plus palonosetron for preventing delayed-phase CINV associated with TC therapy in gynaecological cancer. J Obstet Gynaecol Res. 2017；43：1454-9.

17) Tsukiyama I, Ando M, Tsukiyama S, et al. Cost-utility analysis of aprepitant for patients who truly need it in Japan. Support Care Cancer. 2019；27：3749-58.

中等度催吐性リスク抗がん薬の悪心・嘔吐予防として，3剤併用療法（5-HT₃受容体拮抗薬＋NK₁受容体拮抗薬＋デキサメタゾン）へのオランザピンの追加・併用は推奨されるか？

推 奨

中等度催吐性リスク抗がん薬の悪心・嘔吐予防として，3剤併用療法へのオランザピンの追加・併用を弱く推奨する。

推奨の強さ：2（弱い）　エビデンスの強さ：C（弱）

合意率：87.5％（21/24名）

| 解 説 |

　高度催吐性リスク抗がん薬に準じて3剤併用療法を行うことが推奨されるカルボプラチンのような特定の中等度催吐性リスク抗がん薬の悪心・嘔吐予防として，3剤併用療法にオランザピンを追加・併用する意義があるかは，臨床現場で遭遇する問題である。システマティックレビューを行い，4剤併用療法の意義を検討した結果，5-HT₃受容体拮抗薬，NK₁受容体拮抗薬およびデキサメタゾンの3剤併用療法にオランザピンを追加・併用することを弱く推奨するとした。

❶ 本CQの背景

　高度催吐性リスク抗がん薬の悪心・嘔吐予防として，5-HT₃受容体拮抗薬，NK₁受容体拮抗薬，デキサメタゾンの3剤併用療法にオランザピンを加えた4剤併用療法が，NCCNガイドライン2017，ASCOガイドライン2017において推奨療法として追加された。一方，中等度催吐性リスク抗がん薬の悪心・嘔吐予防として3剤併用療法が推奨される場合があり（→CQ3参照），その際のオランザピンの追加・併用の有用性についても検証すべく本CQを設定した。

❷ アウトカムの設定

　本CQでは，中等度催吐性リスク抗がん薬による治療を受ける患者を対象に，悪心・嘔吐予防として，4剤併用療法（5-HT₃受容体拮抗薬＋NK₁受容体拮抗薬＋デキサメタゾン＋オランザピン）と3剤併用療法（5-HT₃受容体拮抗薬＋NK₁受容体拮抗薬＋デキサメタゾン）を比較した際の「血糖上昇」「嘔吐抑制」「悪心抑制」「有害事象」「コスト（薬剤費）」の5項目をアウトカムとして設定し，システマティックレビューを行った。

❸ 採択された論文

　本CQに対する文献検索の結果，PubMed 5編，Cochrane 18編，医中誌4編が抽出され，これにハンドサーチ3編を加えた計30編がスクリーニング対象となり，2回のスクリーニングを経て抽出された2編がシステマティックレビューの対象となった。

　ランダム化比較試験1編[1]は，44例と小規模であり，また高度催吐性リスク抗がん薬と中等度催吐性リスク抗がん薬（ネダプラチン，カルボプラチン，ダウノルビシン，その他）が混在して対象とさ

れており（中等度催吐性リスク抗がん薬投与例：オランザピン投与群 8/22 例，36.4％，オランザピン非投与群 7/22 例，31.8％），結果の解釈に注意を要する。一方，第 II 相試験 1 編（33 例）[2]は，カルボプラチンを含む中等度催吐性リスク抗がん薬を対象としている。

また，本 CQ で採択した 2 編[1,2]とも，オランザピンの投与量は 5 mg であった。

④ アウトカムごとのシステマティックレビュー結果

（1）血糖上昇 害

血糖上昇を評価した研究は抽出されなかったため，評価不能とした。

（2）嘔吐抑制 益

ランダム化比較試験 1 編[1]をもとに，「CR 割合」をアウトカムとして評価した。ランダム化比較試験[1]においては，遅発期，全期間における CR 割合は，オランザピン非投与群と比較してオランザピン投与群で有意に良好であった〔OR：急性期 8.08（95％CI：0.39-166.4，$p=0.223$），遅発期 17.73（95％CI：0.93-337.5，$p=0.021$），全期間 21.77（95％CI：1.16-410.1，$p=0.009$）〕。

エビデンスの強さ C（弱）

（3）悪心抑制 益

ランダム化比較試験 1 編[1]をもとに，「CC 割合」，「TC 割合」の 2 つのアウトカムで評価した。急性期，遅発期，全期間におけるオランザピン投与群の CC 割合は，非投与群よりも有意に良好であった〔OR：急性期 26.38（95％CI：1.41-493.2，$p=0.004$），遅発期 6.33（95％CI：1.45-27.74，$p=0.022$），全期間 7.60（95％CI：1.73-33.36，$p=0.009$）〕。

また，急性期，遅発期，全期間におけるオランザピン投与群の TC 割合は，オランザピン非投与群よりも有意に良好であった〔OR：急性期 5.28（95％CI：1.20-23.17，$p=0.045$），遅発期 5.95（95％CI：1.59-22.33，$p=0.014$），全期間 4.91（95％CI：1.32-18.21，$p=0.031$）〕。

エビデンスの強さ C（弱）

（4）有害事象 害

ランダム化比較試験 1 編[1]では有害事象は評価されておらず，第 II 相試験 1 編（33 例）[2]で評価した。オランザピンの主な副作用である傾眠（somnolence）の発現頻度は 48.5％で，Grade 1/2 のみであった。

エビデンスの強さ D（非常に弱い）

（5）コスト（薬剤費）害

コスト（薬剤費）を評価した研究は抽出されなかったため，評価不能とした。

⑤ システマティックレビューのまとめ・考察

（1）益のまとめ

ランダム化比較試験[1]においても症例数が少なく，結果の解釈には注意が必要であるが，嘔吐抑制，悪心抑制いずれにおいてもオランザピンの追加・併用の有用性が示唆された。

（2）害のまとめ

　第Ⅱ相試験1編[2]における評価であり，結果の解釈には注意が必要であるが，その報告における「傾眠」については，高度催吐性リスク抗がん薬の悪心・嘔吐予防におけるオランザピンを含む臨床試験で報告されている「傾眠」と同程度の頻度，重症度であり（→CQ1参照），オランザピン追加・併用による害は少ないことが示唆された。ただし，糖尿病患者へのオランザピン投与は本邦では禁忌であり，本CQで採用した本邦で実施された臨床試験[1,2]では，糖尿病患者は除外されていたことに注意を要する。また，作用点が重複するドパミン（D_2）受容体拮抗薬との併用は避け，睡眠薬との併用にも注意を要する。

（3）患者の価値観・好み

　患者の価値観・好みについてエビデンスに基づく評価はできていないが，嘔吐抑制，悪心抑制という益は多くの患者が求めるものであり，多様性は低いと考えられる。害については少ないと考えられたが，患者のライフスタイルや価値観も考慮すべきである。

（4）コスト・資源

　コスト・資源についてエビデンスに基づく評価はできていないが，オランザピンは安価であり，得られる益とのバランスは良いと考えられる。

（5）総括

　限られたエビデンスをもとにした評価であり，結果の解釈には注意が必要であるが，システマティックレビューの結果からは益が害を上回ることが示唆され，3剤併用療法へのオランザピン追加・併用（4剤併用療法）は有用であると考えられる。

⑥ 推奨決定会議における協議と投票の結果

　推奨決定会議に参加した改訂WG委員は25名（医師18名，看護師3名，薬剤師2名，患者2名）であった。投票時は，本ガイドラインのCOI管理方針に基づいて各委員が自己申告を行い，西村委員はCOIにより投票には参加しなかった。

　システマティックレビューレポートに基づいて，推奨草案「中等度催吐性リスク抗がん薬の悪心・嘔吐予防として，3剤併用療法へのオランザピンの追加・併用を弱く推奨する。」が提示され，推奨決定の協議と投票の結果，24名中21名が原案に賛同し，合意形成に至った。

⑦ 今後の研究課題

　悪心・嘔吐予防として，$5-HT_3$受容体拮抗薬，NK_1受容体拮抗薬，デキサメタゾンの3剤併用療法が標準となる中等度催吐性リスク抗がん薬のみを対象とした大規模比較試験による，オランザピンの追加・併用の検証が期待される。

参考文献

1) Mizukami N, Yamauchi M, Koike K, et al. Olanzapine for the prevention of chemotherapy-induced nausea and vomiting in patients receiving highly or moderately emetogenic chemotherapy: a randomized, double-blind, placebo-controlled study. J Pain Symptom Manage. 2014; 47: 542-50.

2) Tanaka K, Inui N, Karayama M, et al. Olanzapine-containing antiemetic therapy for the prevention of carboplatin-induced nausea and vomiting. Cancer Chemother Pharmacol. 2019 ; 84 : 147-53.

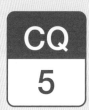

CQ 5

中等度催吐性リスク抗がん薬の悪心・嘔吐予防として，2剤併用療法（5-HT₃受容体拮抗薬＋デキサメタゾン）へのオランザピンの追加・併用は推奨されるか？

推 奨

推奨なし

推奨の強さ：not graded　エビデンスの強さ：C（弱）
合意率：—％（2回投票を行ったが合意形成に至らなかった）

| 解説 |

　カルボプラチン，オキサリプラチン以外の中等度催吐性リスク抗がん薬の悪心・嘔吐予防として，推奨される5-HT₃受容体拮抗薬およびデキサメタゾンの2剤併用療法にオランザピンを追加・併用することの意義を検討することは重要である。

　しかし，カルボプラチン，オキサリプラチン以外の中等度催吐性リスク抗がん薬に対する制吐療法として5-HT₃受容体拮抗薬とデキサメタゾンの2剤併用療法と，さらにオランザピンを加えた3剤併用療法を比較したエビデンスがなく，また臨床現場でも中等度催吐性リスク抗がん薬に対する標準制吐療法としてオランザピンを追加・併用する意義は制吐効果と副作用の点から明確でなく，合意形成には至らなかった。

❶ 本CQの背景

　高度催吐性リスク抗がん薬の悪心・嘔吐予防として，5-HT₃受容体拮抗薬，NK₁受容体拮抗薬，デキサメタゾンの3剤併用療法にオランザピンを加えた4剤併用療法が，NCCNガイドライン2017，ASCOガイドライン2017において推奨療法として追加された。一方，中等度催吐性リスク抗がん薬の悪心・嘔吐予防として5-HT₃受容体拮抗薬およびデキサメタゾンの2剤併用療法が推奨される場合に，オランザピンの追加・併用の有用性があるかについても検証すべく本CQを設定した。

❷ アウトカムの設定

　本CQでは，中等度催吐性リスク抗がん薬による治療を受ける患者を対象に，悪心・嘔吐予防として，3剤併用療法（5-HT₃受容体拮抗薬＋デキサメタゾン＋オランザピン）と2剤併用療法（5-HT₃受容体拮抗薬＋デキサメタゾン）を比較した際の「血糖上昇」「嘔吐抑制」「悪心抑制」「有害事象」「コスト（薬剤費）」の5項目をアウトカムとして設定し，システマティックレビューを行った。

❸ 採択された論文

　本CQに対する文献検索の結果，PubMed 5編，Cochrane 18編，医中誌4編が抽出され，これにハンドサーチ3編を加えた計30編がスクリーニング対象となり，2回のスクリーニングを経て抽出された4編がシステマティックレビューの対象となった。

　ランダム化比較試験1編[1]は，54例と小規模であり，中等度催吐性リスク抗がん薬である，イリノ

Ⅲ

急性期・遅発期の悪心・嘔吐予防

テカン，オキサリプラチン，カルボプラチン投与例が対象であった。もう一方のランダム化比較試験1編（229例）[2]は，高度催吐性リスク抗がん薬と中等度催吐性リスク抗がん薬（オキサリプラチン，カルボプラチン，ドキソルビシン50 mg/m²）が混在して対象とされており（中等度催吐性リスク抗がん薬：オランザピン投与群46/121例，38.0%，オランザピン非投与群40/108例，37.0%），注意を要する。第II相試験1編（40例）[3]の対象も，高度催吐性リスク抗がん薬と中等度催吐性リスク抗がん薬（32/40例，80.0%：オキサリプラチン，カルボプラチン，シクロホスファミド，ドキソルビシン）が混在していた。観察研究1編（131例）[4]の対象も，高度催吐性リスク抗がん薬と中等度催吐性リスク抗がん薬（カルボプラチン，COP療法など）が混在して対象とされていた（中等度催吐性リスク抗がん薬：オランザピン投与群16/50例，32.0%，オランザピン非投与群34/81例，42.0%）。

　また，本CQで採択した4編[1-4]では，オランザピンの投与量はすべて10 mgであった。

④ アウトカムごとのシステマティックレビュー結果

(1) 血糖上昇 害

　ランダム化比較試験2編[1,2]をもとに評価した。中等度催吐性リスク抗がん薬のみを対象としたランダム化比較試験1編[1]では，オランザピン非投与群でのデータが報告されておらず，比較はできなかった。オランザピン投与群においては，Grade 1の高血糖が1/29例（3.4%）に認められ，発現頻度は低かった。もう一方のランダム化比較試験1編[2]では，抗がん薬投与後の血糖値について両群間で有意差はなかったと報告されていた。

エビデンスの強さ　C（弱）

(2) 嘔吐抑制 益

　ランダム化比較試験2編[1,2]，観察研究1編[4]をもとに，「CR割合」のアウトカムで評価した。中等度催吐性リスク抗がん薬のみを対象としたランダム化比較試験1編[1]では，CR割合は急性期，遅発期，全期間において，オランザピン投与群でオランザピン非投与群と比較して良好な傾向にあったが，有意差はなかった（急性期：96.5% vs. 88.0%，$p=0.326$，遅発期：69.0% vs. 48.0%，$p=0.118$，全期間：69.0% vs. 48.0%，$p=0.118$）。もう一方のランダム化比較試験1編[2]では催吐性リスク別サブグループ解析が行われており，中等度催吐性リスク抗がん薬投与例におけるCR割合は，遅発期，全期間において，オランザピン投与群がオランザピン非投与群と比較して有意に良好であった（急性期：96.9% vs. 96.8%，$p>0.05$，遅発期：89.2% vs. 75.8%，$p<0.05$，全期間：89.2% vs. 75.8%，$p<0.05$）。観察研究[4]でも催吐性リスク別サブグループ解析が行われており，中等度催吐性リスク抗がん薬投与例におけるCR割合は，急性期，遅発期，全期間いずれにおいても両群間に有意差はなかった（急性期：93.8% vs. 85.3%，$p=0.650$，遅発期：68.8% vs. 44.1%，$p=0.135$，全期間：62.5% vs. 41.2%，$p=0.227$）。

エビデンスの強さ　C（弱）

(3) 悪心抑制 益

　ランダム化比較試験2編[1,2]，観察研究1編[4]をもとに「VAS≧25 mmの悪心」，「TC割合」，「NN割合」で評価した。中等度催吐性リスク抗がん薬のみを対象としたランダム化比較試験1編[1]では，全期間におけるVAS≧25 mmの悪心（有意な悪心あり）において，オランザピン投与群がオランザピン非投与群よりも有意に良好であった（17.2% vs. 44.0%，$p=0.032$）。もう一方のランダム化比較試験

1編[2)]では催吐性リスク別サブグループ解析が行われており，中等度催吐性リスク抗がん薬投与例における TC 割合は，遅発期，全期間においてオランザピン投与群がオランザピン非投与群よりも有意に良好であった（急性期：98.5% vs. 93.5%，$p > 0.05$，遅発期：83.1% vs. 58.1%，$p < 0.05$，全期間：83.1% vs. 56.5%，$p < 0.05$）。観察研究[4)]でも催吐性リスク別サブグループ解析が行われており，中等度催吐性リスク抗がん薬投与例における NN 割合は，急性期，遅発期，全期間いずれにおいても両群間に有意差はなかった（急性期：93.8% vs. 88.2%，$p = 1.000$，遅発期：75% vs. 47.1%，$p = 0.076$，全期間：68.8% vs. 44.1%，$p = 0.135$）。

> エビデンスの強さ　C（弱）

（4）有害事象 害

　ランダム化比較試験2編[1,2)]，第 II 相試験[3)]，観察研究1編[4)]をもとに評価した。いずれにおいてもオランザピン非投与群でのデータが報告されておらず，比較はできなかった。中等度催吐性リスク抗がん薬のみを対象としたランダム化比較試験1編[1)]では，オランザピン投与群において，傾眠 Grade 1 が 3/29 例（10.3%），Grade 2 が 1/29 例（3.4%）に認められ，発現頻度は低かった。もう一方のランダム化比較試験1編[2)]では，オランザピン投与群で眠気（sleepiness）が73%の患者に認められた。第 II 相試験[3)]では，The M. D. Anderson Symptom Inventory（MDASI）[5)]により評価された眠気（feeling drowsy）は平均 4.46（最悪値 10，SD 3.02）であった。観察研究[4)]では，25/50 例（50%）に Grade 1/2 の鎮静が認められ，5/50 例（10%）が Grade 3 であった。

> エビデンスの強さ　C（弱）

（5）コスト（薬剤費）害

　コスト（薬剤費）を評価した研究は抽出されなかったため，評価不能とした。

❺ システマティックレビューのまとめ・考察

（1）益のまとめ

　採用したランダム化比較試験は，症例数が少ない，高度催吐性リスク抗がん薬と中等度催吐性リスク抗がん薬が混在している，などの限界があるが，悪心抑制，嘔吐抑制いずれにおいてもオランザピンの追加・併用の有効性が示唆された。一方で，観察研究では有効性は明らかではなかった。

（2）害のまとめ

　オランザピン非投与群との比較ができていないため結果の解釈には注意が必要であるが，傾眠については，高度催吐性リスク抗がん薬を対象に行われた臨床試験で報告されている頻度と同程度であり（→CQ1 参照），オランザピンの追加・併用による害は少ないことが示唆された。ただし，糖尿病患者へのオランザピン投与は本邦では禁忌である。また，作用点が重複するドパミン（D_2）受容体拮抗薬との併用は避け，睡眠薬との併用にも注意を要する。

（3）患者の価値観・好み

　患者の価値観・好みについてエビデンスに基づく評価はできていないが，嘔吐抑制，悪心抑制という益は多くの患者が求めるものであり，多様性は低いと考えられる。害については少ないと考えられたが，患者のライフスタイルや価値観も考慮すべきである。

(4) コスト・資源

コスト・資源についてエビデンスに基づく評価はできていないが，オランザピンは安価であり，得られる益とのバランスは良いと考えられる。

(5) 総括

限られたエビデンスをもとにした評価であり，結果の解釈には注意が必要であるが，システマティックレビューの結果からは益が害を上回る可能性がある。

❻ 推奨決定会議における協議と投票の結果

推奨決定会議に参加した改訂 WG 委員は 24 名（医師 17 名，看護師 3 名，薬剤師 2 名，患者 2 名）であった。投票時は，本ガイドラインの COI 管理方針に基づいて各委員が自己申告を行い，本 CQ においては COI による推奨決定への深刻な影響はないと判断された。

2 回にわたり投票したが，合意形成には至らなかった〔1 回目　行うことを弱く推奨する：11 名，行わないことを弱く推奨する：13 名（合意率 54.2%）；2 回目　行うことを弱く推奨する：9 名，行わないことを弱く推奨する：14 名（合意率 58.3%）〕。2 回の投票の間には，採択された論文の問題点についての意見や，本邦では NK$_1$ 受容体拮抗薬が使用可能であるため，オランザピンではなく NK$_1$ 受容体拮抗薬を追加投与する場合が多いとする意見があり，臨床現場でも中等度催吐性リスク抗がん薬に対する標準制吐療法としてオランザピンを追加・併用する意義は制吐効果と副作用の点から明確にできず，最終的な合意形成には至らなかった。

❼ 今後の研究課題

悪心・嘔吐予防として，5-HT$_3$ 受容体拮抗薬，デキサメタゾンの 2 剤併用療法が標準となる中等度催吐性リスク抗がん薬のみを対象とした大規模比較試験による，オランザピンの追加・併用の検証や，費用対効果の評価も含めたオランザピン追加と NK$_1$ 受容体拮抗薬追加の比較検証が期待される。

参考文献

1) Jeon SY, Han HS, Bae WK, et al. A Randomized, Double-Blind, Placebo-Controlled Study of the Safety and Efficacy of Olanzapine for the Prevention of Chemotherapy-Induced Nausea and Vomiting in Patients Receiving Moderately Emetogenic Chemotherapy：Results of the Korean South West Oncology Group（KSWOG）Study. Cancer Res Treat. 2019；51：90-7.

2) Tan L, Liu J, Liu X, et al. Clinical research of Olanzapine for prevention of chemotherapy-induced nausea and vomiting. J Exp Clin Cancer Res. 2009；28：131.

3) Navari RM, Einhorn LH, Loehrer PJ Sr, et al. A phase Ⅱ trial of olanzapine, dexamethasone, and palonosetron for the prevention of chemotherapy-induced nausea and vomiting：a Hoosier oncology group study. Support Care Cancer. 2007；15：1285-91.

4) Osman AAM, Elhassan MMA, AbdElrahim BHA, et al. Olanzapine for the Prevention of Chemotherapy-Induced Nausea and Vomiting：A Comparative Study From Sudan. J Glob Oncol. 2018；4：1-9.

5) The MD anderson Symptom Inventory. https://www.mdanderson.org/research/departments-labs-institutes/departments-divisions/symptom-research/symptom-assessment-tools/md-anderson-symptom-inventory.html#:~:text=The%20MD%20Anderson%20Symptom%20Inventory%20The%20MD%20Anderson,interference%20with%20daily%20living%20caused%20by%20these%20symptoms.

CQ 6 中等度催吐性リスク抗がん薬の悪心・嘔吐予防として，デキサメタゾンの投与期間を1日に短縮することは推奨されるか？

推　奨

中等度催吐性リスク抗がん薬の悪心・嘔吐予防として，5-HT₃受容体拮抗薬にパロノセトロンを投与する場合には，デキサメタゾンの投与期間を1日に短縮することを強く推奨する。

推奨の強さ：1（強い）　エビデンスの強さ：B（中）
合意率：90.5%（19/21名）

| 解説 |

中等度催吐性リスク抗がん薬の悪心・嘔吐予防として，5-HT₃受容体拮抗薬とデキサメタゾンによる2剤併用療法を行うが，第1世代の5-HT₃受容体拮抗薬よりも半減期が長い第2世代のパロノセトロンを選択する場合においては，デキサメタゾンの投与期間を1日のみ投与に短縮（遅発期である2日目以降を省略）することを強く推奨する。なお，第1世代の5-HT₃受容体拮抗薬を選択した場合のデキサメタゾンの投与期間短縮（ステロイドスペアリング）についてはエビデンスが得られなかった。

❶ 本CQの背景

第1世代の5-HT₃受容体拮抗薬よりも半減期の長い第2世代のパロノセトロンは，単剤投与では第1世代よりも制吐効果が高いことが示されている。このことから，中等度催吐性リスク抗がん薬に対する標準制吐療法である2剤併用療法において，5-HT₃受容体拮抗薬としてパロノセトロンを選択することにより，遅発期のデキサメタゾンが省略可能かどうか，について研究されてきたため，本CQを設定した。

❷ アウトカムの設定

本CQでは，中等度催吐性リスク抗がん薬による治療を受ける患者を対象に，デキサメタゾン1日のみ投与とデキサメタゾン3〜4日間投与を比較した際の「嘔吐抑制」「悪心抑制」「血糖上昇抑制」「骨粗鬆症抑制」の4項目をアウトカムとして設定し，システマティックレビューを行った。

❸ 採択された論文

本CQに対する文献検索の結果，PubMed 13編，Cochrane 252編，医中誌46編が抽出され，これにハンドサーチ6編を加えた計317編がスクリーニング対象となり，2回のスクリーニングを経て抽出された9編がシステマティックレビューの対象となった。なお，文献の一つに，同じく抽出されているランダム化比較試験のpost hoc解析[1]があり，これは予備資料扱いとし，システマティックレビューから除いた。

④ アウトカムごとのシステマティックレビュー結果

(1) 嘔吐抑制 害

　遅発期の「CR 割合」(ランダム化比較試験 7 編[2-8]) および「NV 割合」(ランダム化比較試験 3 編[2-4]) の 2 つのアウトカムで評価した。CR 割合，NV 割合ともに，乳がんに対する AC 療法が含まれている研究，あるいはがん種が限定された研究が多かった。乳がんに対する AC 療法は，現在は高度催吐性リスク抗がん薬に分類されているが，研究が行われた時期は中等度催吐性リスク抗がん薬に分類されていた。多くの研究は盲検化されておらず，個々の研究でコンシールメント，ITT 解析，選択的アウトカム報告などでリスクが散見された。対照群 (デキサメタゾン 3 日間投与) で良好な傾向を示した研究が多かった。

　遅発期の CR 割合のメタアナリシスでは出版バイアスは認められず，対照群で良好な傾向はあるものの，両群間に有意差はなかった〔RD −0.04 (95%CI：−0.10-0.02，p=0.18)〕(図 1)。

　遅発期の NV 割合のメタアナリシスでは出版バイアスは認められず，対照群で有意に良好な結果であった〔RD −0.06 (95%CI：−0.11--0.01，p=0.02)〕(図 2)。

　複数のランダム化比較試験があり，サンプルサイズは十分大きく，効果指標の数値は信頼できると判断し，エビデンスの強さは A (強) とした。

エビデンスの強さ A (強)

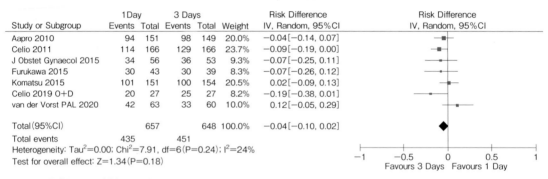

図 1　遅発期の CR 割合をアウトカムとしたメタアナリシス

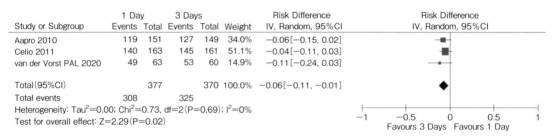

図 2　遅発期の NV 割合をアウトカムとしたメタアナリシス

(2) 悪心抑制 害

　遅発期における「CC 割合」(ランダム化比較試験 6 編[3-8])，「TC 割合」(ランダム化比較試験 5 編[4-8])，「NN 割合」(ランダム化比較試験 4 編[3-5,7])，「NSN 割合」(ランダム化比較試験 3 編[4,5,7]) で評価した。個々の研究の効果指標値は，対照群で良好な傾向のものが多かった。

　CC 割合のメタアナリシスでは出版バイアスは認められず，対照群で良好な傾向はあるものの，有

意差はなかった〔RD −0.04（95%CI：−0.10-0.02，p=0.17)〕（図3）。

TC割合のメタアナリシスでは出版バイアスは認められず，有意差はなかった〔RD −0.01（95%CI：−0.08-0.07，p=0.81)〕（図4）。

NN割合のメタアナリシスでは出版バイアスは認められず，対照群で良好な傾向はあるものの，有意差はなかった〔RD −0.04（95%CI：−0.12-0.04，p=0.38)〕（図5）。

NSN割合のメタアナリシスでは出版バイアスは認められず，対照群で良好な傾向はあるものの，有意差はなかった〔RD −0.08（95%CI：−0.18-0.03，p=0.15)〕（図6）。

複数のランダム化比較試験があり，サンプルサイズは十分大きく，効果指標の数値は信頼できると判断し，エビデンスの強さはA（強）とした。

エビデンスの強さ　A（強）

Study or Subgroup	1 Day Events	1 Day Total	3 Days Events	3 Days Total	Weight	Risk Difference IV, Random, 95%CI
Celio 2011	108	163	122	161	34.5%	−0.10[−0.19, 0.00]
J Obstet Gynaecol 2015	33	56	36	53	10.3%	−0.09[−0.27, 0.09]
Furukawa 2015	29	43	28	39	8.4%	−0.04[−0.24, 0.16]
Komatsu 2015	99	151	97	154	28.8%	0.03[−0.08, 0.13]
Celio 2019 0+D	20	27	23	27	7.3%	−0.11[−0.32, 0.10]
van der Vorst PAL 2020	35	63	30	60	10.7%	0.06[−0.12, 0.23]
Total(95%CI)		503		494	100.0%	−0.04[−0.10, 0.02]
Total events	324		336			

Heterogeneity: Tau^2=0.00; Chi^2=4.50, df=5(P=0.48); I^2=0%

Test for overall effect: Z=1.38(P=0.17)

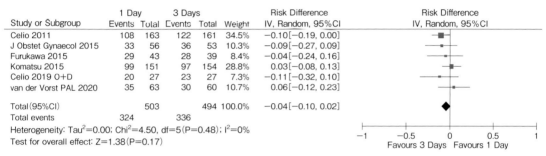

図3　遅発期のCC割合をアウトカムとしたメタアナリシス

Study or Subgroup	1 Day Events	1 Day Total	3 Days Events	3 Days Total	Weight	Risk Difference IV, Random, 95%CI
J Obstet Gynaecol 2015	22	56	27	53	16.3%	−0.12[−0.30, 0.07]
Komatsu 2015	76	151	74	154	44.7%	0.02[−0.09, 0.13]
Furukawa 2015	26	43	25	39	12.8%	−0.04[−0.25, 0.17]
Celio 2019 0+D	14	27	16	27	8.1%	−0.07[−0.34, 0.19]
van der Vorst PAL 2020	35	63	30	60	18.1%	0.06[−0.12, 0.23]
Total(95%CI)		340		333	100.0%	−0.01[−0.08, 0.07]
Total events	173		172			

Heterogeneity: Tau^2=0.00; Chi^2=2.41, df=4(P=0.66); I^2=0%

Test for overall effect: Z=0.25(P=0.81)

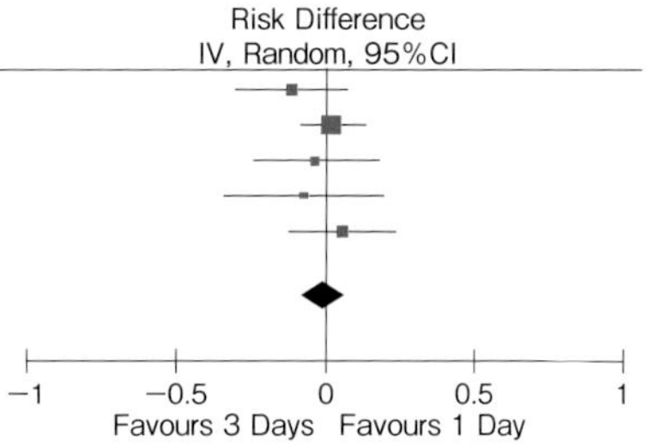

図4　遅発期のTC割合をアウトカムとしたメタアナリシス

Study or Subgroup	1 Day Events	1 Day Total	3 Days Events	3 Days Total	Weight	Risk Difference IV, Random, 95%CI
Celio 2011	93	163	100	161	55.9%	−0.05[−0.16, 0.06]
Furukawa 2015	26	43	25	39	14.5%	−0.04[−0.25, 0.17]
Celio 2019 0+D	15	27	17	27	9.3%	−0.07[−0.34, 0.19]
van der Vorst PAL 2020	32	63	29	60	20.4%	0.02[−0.15, 0.20]
Total(95%CI)		296		287	100.0%	−0.04[−0.12, 0.04]
Total events	166		171			

Heterogeneity: Tau^2=0.00; Chi^2=0.60, df=3(P=0.90); I^2=0%

Test for overall effect: Z=0.87(P=0.38)

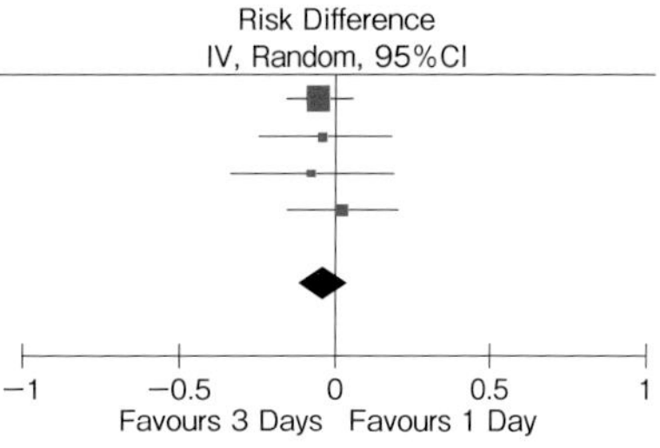

図5　遅発期のNN割合をアウトカムとしたメタアナリシス

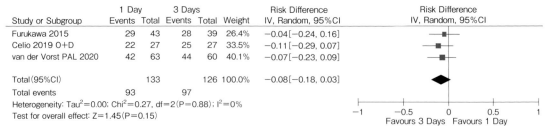

Study or Subgroup	1 Day Events	Total	3 Days Events	Total	Weight	Risk Difference IV, Random, 95%CI
Furukawa 2015	29	43	28	39	26.4%	−0.04[−0.24, 0.16]
Celio 2019 O+D	22	27	25	27	33.5%	−0.11[−0.29, 0.07]
van der Vorst PAL 2020	42	63	44	60	40.1%	−0.07[−0.23, 0.09]
Total(95%CI)		133		126	100.0%	−0.08[−0.18, 0.03]
Total events	93		97			

Heterogeneity: Tau^2=0.00; Chi^2=0.27, df=2(P=0.88); I^2=0%
Test for overall effect: Z=1.45(P=0.15)

図 6　遅発期の NSN 割合をアウトカムとしたメタアナリシス

（3）血糖上昇抑制 益

血糖上昇抑制を評価した研究は抽出されなかったため，評価不能とした。

（4）骨粗鬆症抑制 益

コホート研究（悪心・嘔吐とアレルギー予防のためにステロイドが使用された消化器がん患者を対象とし，16週後の骨塩密度と骨代謝マーカー推移を評価項目とした単群観察研究）1編[9]におけるサブ解析で，ステロイド1日投与群と複数日投与群との比較において骨密度低下（1.9％以下）の発現割合は両群で有意差はなかった〔RD 0.02（95％CI：−0.24-0.28，p=0.90）〕。

単群研究のサブ解析，対象が消化器がんのみ，軽度または高度催吐性リスク抗がん薬が混在，ステロイド使用量のばらつきあり，ステロイド複数日投与群の投与日数不明，サンプルサイズが小さい，以上のことからエビデンスの強さはD（非常に弱い）とした。

エビデンスの強さ　D（非常に弱い）

5　システマティックレビューのまとめ・考察

（1）益のまとめ

「血糖上昇抑制」については抽出論文がなく，「骨粗鬆症抑制」については1編が抽出されたが，益を示す十分なエビデンスは得られなかった。

（2）害のまとめ

NV割合においてのみ対照群が有意に良好な結果であり，他の項目では対照群が良い傾向を示すものが多かったが，有意差はなかった。

（3）患者の価値観・好み

制吐療法で使用されるデキサメタゾンの投与期間は短いものの，患者は，その益と害を制吐効果も含めて重要視している。医療従事者は，益と害について十分な情報提供をするとともに，患者のライフスタイルや価値観を含めて検討すべきと考えられる。

（4）コスト・資源

コスト・資源についてエビデンスに基づく評価はできていないが，デキサメタゾンは安価であり，投与期間短縮による得られるコスト・資源の節減効果は大きくはないと考えられる。

（5）総括

システマティックレビューの結果から，益のアウトカムについては既存研究が十分でなかったが，害のアウトカムについては，NV 割合以外は対照群が良好な傾向を示すものの有意差はなかったことから，デキサメタゾンの投与期間短縮は有用であると考えられた。

6 **推奨決定会議における協議と投票の結果**

推奨決定会議に参加した改訂 WG 委員は 23 名（医師 16 名，看護師 3 名，薬剤師 2 名，患者 2 名）であった。投票時は，本ガイドラインの COI 管理方針に基づいて各委員が自己申告を行い，沖田委員と中島委員は COI により投票には参加しなかった。

システマティックレビューレポートに基づいて，推奨草案「中等度催吐性リスク抗がん薬の悪心・嘔吐予防として，5-HT$_3$受容体拮抗薬にパロノセトロンを投与する場合には，デキサメタゾンの投与期間を 1 日に短縮することを強く推奨する。」が提示され，推奨決定の協議と投票の結果，21 名中 19 名が原案に賛同し，合意形成に至った。

7 **今後の研究課題**

デキサメタゾンの投与期間短縮による益（デキサメタゾンによる副作用の軽減）のアウトカムを評価項目とした研究が望まれる。

参考文献

1) Celio L, Denaro A, Agustoni F, et al. Palonosetron plus 1-day dexamethasone for the prevention of nausea and vomiting due to moderately emetogenic chemotherapy：effect of established risk factors on treatment outcome in a phase III trial. J Support Oncol. 2012；10：65-71.

2) Aapro M, Fabi A, Nolè F, et al. Double-blind, randomised, controlled study of the efficacy and tolerability of palonosetron plus dexamethasone for 1 day with or without dexamethasone on days 2 and 3 in the prevention of nausea and vomiting induced by moderately emetogenic chemotherapy. Ann Oncol. 2010；21：1083-8.

3) Celio L, Frustaci S, Denaro A, et al；Italian Trials in Medical Oncology Group. Palonosetron in combination with 1-day versus 3-day dexamethasone for prevention of nausea and vomiting following moderately emetogenic chemotherapy：a randomized, multicenter, phase III trial. Support Care Cancer. 2011；19：1217-25.

4) van der Vorst MJDL, Toffoli EC, Beusink M, et al. Metoclopramide, Dexamethasone, or Palonosetron for Prevention of Delayed Chemotherapy-Induced Nausea and Vomiting After Moderately Emetogenic Chemotherapy (MEDEA)：A Randomized, Phase III, Noninferiority Trial. Oncologist. 2021；26：e173-81.

5) Celio L, Saibene G, Lepori S, et al. Short-course olanzapine to prevent delayed emesis following carboplatin/paclitaxel for gynecologic cancer：a randomised study. Tumori. 2019；105：253-8.

6) Komatsu Y, Okita K, Yuki S, et al. Open-label, randomized, comparative, phase III study on effects of reducing steroid use in combination with Palonosetron. Cancer Sci. 2015；106：891-5.

7) Furukawa N, Kanayama S, Tanase Y, et al. Palonosetron in combination with 1-day versus 3-day dexamethasone to prevent nausea and vomiting in patients receiving paclitaxel and carboplatin. Support Care Cancer. 2015；23：3317-22.

8) Matsuura M, Satohisa S, Teramoto M, et al. Palonosetron in combination with 1-day versus 3-day dexamethasone for prevention of nausea and vomiting following paclitaxel and carboplatin in patients with gynecologic cancers：A randomized, multicenter, phase II trial. J Obstet Gynaecol Res. 2015；41：1607-13.

9) Nakamura M, Ishiguro A, Muranaka T, et al. A Prospective Observational Study on Effect of Short-Term Periodic Steroid Premedication on Bone Metabolism in Gastrointestinal Cancer (ESPRESSO-01). Oncologist. 2017；22：592-600.

R±CHOP 療法の悪心・嘔吐予防として，NK₁受容体拮抗薬の投与を省略することは推奨されるか？

NK_1

推　奨

R±CHOP療法の悪心・嘔吐予防として，NK_1受容体拮抗薬の投与を省略しないことを弱く推奨する。

推奨の強さ：2（弱い）　エビデンスの強さ：C（弱）

合意率：91.7％（22/24名）

┃ 解　説 ┃

　R±CHOP療法は，悪性リンパ腫（非Hodgkinリンパ腫）に対する標準治療レジメンの一つであり，高度催吐性リスク抗がん薬に分類されている乳がんの代表的な治療レジメンであるAC療法にビンクリスチンを付加した治療レジメンである。

　R±CHOP療法ではプレドニゾロンを抗がん薬として投与することから，制吐療法はデキサメタゾンを省略した5-HT₃受容体拮抗薬とNK_1受容体拮抗薬による2剤併用療法が妥当と推測されるが，科学的根拠に基づいた検討は行われていなかった。

　本CQに関するエビデンスは限定的であるものの，NK_1受容体拮抗薬の追加による有害事象の増加は認められなかった。NK_1受容体拮抗薬の有害事象が容認できる範囲であれば投与してほしいという患者の価値観や好みも考慮のうえ，NK_1受容体拮抗薬の投与を省略しないことを弱く推奨するとした。

❶ 本CQの背景

　R±CHOP療法は，AC療法と同様に高度催吐性リスク抗がん薬として扱うべきであり，従来からNK_1受容体拮抗薬を加えた制吐療法が推奨されてきた。しかし，実臨床では，5-HT₃受容体拮抗薬とプレドニゾロンの2剤をもってR±CHOP療法に対する制吐療法とされてきた経緯が少なからずあることから，R±CHOP療法の悪心・嘔吐予防にNK_1受容体拮抗薬を併用することの有用性を検討するため，本CQを設定した。

❷ アウトカムの設定

　本CQでは，R±CHOP療法を受ける患者を対象に，悪心・嘔吐予防として，5-HT₃受容体拮抗薬による単剤療法と2剤併用療法（5-HT₃受容体拮抗薬＋NK_1受容体拮抗薬）を比較した際の「嘔吐抑制」「悪心抑制」「コスト（薬剤費)」「有害事象」の4項目をアウトカムとして設定し，システマティックレビューを行った。

❸ 採択された論文

　本CQに対する文献検索の結果，PubMed 31編，Cochrane 0編，医中誌103編が抽出され，これ

にハンドサーチ 3 編を加えた計 137 編がスクリーニング対象となり，2 回のスクリーニングを経て抽出された 10 編がシステマティックレビューの対象となった。ただし，その中には 5-HT$_3$ 受容体拮抗薬単剤のみを評価した文献が 6 編あり，これらは予備資料とした。したがって，本 CQ では抽出された文献のうち 4 編（いずれもコホート研究[1,2]または症例対照研究[3,4]であり，ランダム化比較試験は存在しなかった）を中心に評価した。

❹ アウトカムごとのシステマティックレビュー結果

（1）嘔吐抑制 害

コホート研究 2 編[1,2]と症例対照研究 2 編[3,4]をもとに評価した。いずれの報告においても，単剤療法と 2 剤併用療法の嘔吐抑制効果に有意差はなかった。

エビデンスの強さ　C（弱）

（2）悪心抑制 害

前述の 4 編で評価したが，単剤療法と 2 剤併用療法の悪心抑制効果に有意差はなかった。

エビデンスの強さ　C（弱）

（3）コスト（薬剤費）益

コストを評価した研究は抽出されず，評価不能とした。

（4）有害事象 益

単剤療法と 2 剤併用療法で有害事象を比較した研究は質・量ともに極めて限定的なものであり，評価不能とした。

❺ システマティックレビューのまとめ・考察

（1）益のまとめ

益のアウトカムとして，コストと有害事象を評価対象としたが，単剤療法と 2 剤併用療法を比較した研究は質・量ともに極めて限定的なものであり，評価不能であった。

（2）害のまとめ

ランダム化比較試験として，単剤療法と 2 剤併用療法を比較した研究は抽出されず，どちらかを支持するエビデンスは得られなかった。

（3）患者の価値観・好み

患者の価値観・好みについてエビデンスに基づく評価はできていないが，患者の希望は，悪心・嘔吐を十分予防してほしいということで一致していると考えられる。

（4）コスト・資源

コスト・資源についてエビデンスに基づく評価はできていないが，患者は 2 剤併用療法による NK$_1$ 受容体拮抗薬の薬価上乗せ分以上に，確実な制吐効果を期待していると考えられる。

（5）総括

　R±CHOP 療法において，$5-HT_3$受容体拮抗薬による単剤療法とNK_1受容体拮抗薬を加えた 2 剤併用療法との間に制吐効果の差があるかについて検討したが，R±CHOP 療法に対する単剤療法と 2 剤併用療法を比較したランダム化比較試験は抽出されず，コホート研究および症例対照研究では，両群の間に有意差はなかった。

　参考情報として，ドキソルビシンの代わりにエピルビシンを用いる R±CEOP 療法を対象に単剤療法と 2 剤併用療法の制吐効果を比較したランダム化比較試験では，2 剤併用療法のほうが制吐効果が高く，有害事象に有意差がなかった[5]。

　エビデンスは限定的であるが患者の価値観・好み等も総合的に考慮すると，有害事象が同程度であれば，NK_1受容体拮抗薬の投与を省略しないことが有用であると考えられた。

❻ 推奨決定会議における協議と投票の結果

　推奨決定会議に参加した改訂 WG 委員は 24 名（医師 17 名，看護師 3 名，薬剤師 2 名，患者 2 名）であった。投票時は，本ガイドラインの COI 管理方針に基づいて各委員が自己申告を行い，本 CQ においては COI による推奨決定への深刻な影響はないと判断された。

　システマティックレビューレポートに基づいて，推奨草案「R±CHOP 療法の悪心・嘔吐予防として，NK_1受容体拮抗薬の投与を省略しないことを弱く推奨する。」が提示され，推奨決定の協議と投票の結果，24 名中 22 名が原案に賛同し，合意形成に至った。

参考文献

1) 近藤　有，江尻将之，間瀬広樹，他．悪性リンパ腫患者に対する CHOP 療法に伴う悪心・嘔吐におけるアプレピタントの有用性に関する検討．日病薬師会誌．2019；55：279-85.

2) Wakasugi Y, Noda S, Ikuno Y, et al. Granisetron plus aprepitant versus granisetron in preventing nausea and vomiting during CHOP or R-CHOP regimen in malignant lymphoma：a retrospective study. J Pharm Health Care Sci. 2019；5：24.

3) Morita M, Kishi S, Ookura M, et al. Efficacy of aprepitant for CHOP chemotherapy-induced nausea, vomiting, and anorexia. Curr Probl Cancer. 2017；41：419-25.

4) Yoshida I, Tamura K, Miyamoto T, et al. Prophylactic Antiemetics for Haematological Malignancies：Prospective Nationwide Survey Subset Analysis in Japan. In Vivo. 2019；33：1355-62.

5) Song Z, Wang H, Zhang H, et al. Efficacy and safety of triple therapy with aprepitant, ondansetron, and prednisone for preventing nausea and vomiting induced by R-CEOP or CEOP chemotherapy regimen for non-Hodgkin lymphoma：a phase 2 open-label, randomized comparative trial. Leuk Lymphoma 2017；58：816-21.

FQ 1 軽度催吐性リスク抗がん薬の悪心・嘔吐予防として，5-HT₃受容体拮抗薬の投与は推奨されるか？

ステートメント

軽度催吐性リスク抗がん薬の悪心・嘔吐予防として，明確な根拠はないが，実臨床ではデキサメタゾン，5-HT₃受容体拮抗薬が広く投与されている。

合意率：100%（22/22名）

1 本FQの背景

前版までは，軽度催吐性リスク抗がん薬の悪心・嘔吐予防には，デキサメタゾン単剤投与が推奨されていた。制吐療法におけるデキサメタゾン投与の問題点として，ステロイド誘発性糖尿病や骨密度低下などが知られている[1,2]。一方，軽度催吐性リスク抗がん薬に対する5-HT₃受容体拮抗薬の使用については，デキサメタゾンとの薬価差が問題とされていたが，後発品の登場によりその差は小さくなっている。

このような状況において，患者個々の特性に合わせた制吐療法を提供するために，軽度催吐性リスク抗がん薬の予防的制吐療法として5-HT₃受容体拮抗薬の有用性を明らかにすることは重要である。

2 解説

本Questionは当初CQとして，軽度催吐性リスク抗がん薬による治療を受ける患者を対象に，悪心・嘔吐予防として，5-HT₃受容体拮抗薬による単剤療法とデキサメタゾンによる単剤療法を比較した際の「嘔吐抑制」「悪心抑制」「有害事象」「コスト（薬剤費）」の4項目をアウトカムとして設定し，システマティックレビューを行った。文献検索の結果，PubMed 87編，Cochrane 337編，医中誌3編が抽出され，これにハンドサーチ3編を加えた計430編がスクリーニング対象となったが，2回のスクリーニングを経てシステマティックレビューに利用できる文献が抽出されなかったため，本QuestionをFQに転換した。

海外のガイドラインでは，MASCC/ESMOガイドライン2016[3]，ASCOガイドライン2020[4]，NCCNガイドライン2023 ver. 2[5]において，5-HT₃受容体拮抗薬はデキサメタゾンと同列で推奨されている。また，本邦で軽度催吐性リスク抗がん薬を対象とした制吐療法の実態調査において，34.8%の症例に5-HT₃受容体拮抗薬単剤または5-HT₃受容体拮抗薬を併用した制吐療法が実施されていた[6]。このことから，ステートメントを「軽度催吐性リスク抗がん薬の悪心・嘔吐予防として，明確な根拠はないが，実臨床ではデキサメタゾン，5-HT₃受容体拮抗薬が広く投与されている。」とした。

3 今後の研究課題

軽度催吐性リスク抗がん薬による治療を受ける患者の悪心・嘔吐の予防として，5-HT₃受容体拮抗薬とデキサメタゾンを比較した試験は実施されていない。そのため，嘔吐抑制，悪心抑制，有害事象，

コストをアウトカムとして，5-HT$_3$受容体拮抗薬単剤とデキサメタゾン単剤を比較するランダム化比較試験が望まれる。

参考文献

1) Nakamura M, Ishiguro A, Muranaka T, et al. A Prospective Observational Study on Effect of Short-Term Periodic Steroid Premedication on Bone Metabolism in Gastrointestinal Cancer（ESPRESSO-01）. Oncologist. 2017；22：592-600.

2) Rowbottom L, Stinson J, McDonald R, et al. Retrospective review of the incidence of monitoring blood glucose levels in patients receiving corticosteroids with systemic anticancer therapy. Ann Palliat Med. 2015；4：70-7.

3) MASCC/ESMO Antiemetic Guidelines 2016. https://mascc.org/wp-content/uploads/2022/04/mascc_antiemetic_guidelines_english_v.1.5SEPT29.2019.pdf

4) Hesketh PJ, Kris MG, Basch E, et al. Antiemetics：ASCO Guideline Update. J Clin Oncol. 2020；38：2782-97.

5) NCCN Clinical Practice Guidelines in Oncology. Antiemesis. Version 2. 2023. https://www.nccn.org/guidelines/guidelines-detail?category=3&id=1415

6) Hayashi T, Shimokawa M, Miyoshi T, et al. A prospective, observational, multicenter study on risk factors and prophylaxis for low emetic risk chemotherapy-induced nausea and vomiting. Support Care Cancer. 2017；25：2707-14.

IV

薬物によるその他の制吐療法

1 概要

　抗がん薬の催吐性リスクに基づいた予防的制吐療法についてはⅢ章にまとめたが，本章ではそれ以外の悪心・嘔吐（予期性，放射線治療，連日静脈内投与の抗がん薬，経口抗がん薬，突出性，による悪心・嘔吐）についてまとめている。

　前版から新しい追加のエビデンスがない予期性および放射線治療による悪心・嘔吐については BQ6，7 とした。連日静脈内投与の抗がん薬による悪心・嘔吐は CQ9，経口抗がん薬による悪心・嘔吐は FQ2 とした。突出性悪心・嘔吐については，日常診療で頻用されているメトクロプラミドについて CQ8，予防的オランザピン投与下におけるオランザピンの追加投与について FQ3 とした。

2 各悪心・嘔吐に対する制吐療法

❶ 予期性悪心・嘔吐の予防

　予期性悪心・嘔吐の予防は，各治療サイクルにおいて可能な限り悪心・嘔吐を経験させないことが重要である。発現した際には，ベンゾジアゼピン系抗不安薬（ロラゼパム，アルプラゾラム）を治療前日と当日に投与する（→BQ6 参照）。

❷ 放射線治療の悪心・嘔吐予防

　放射線治療による悪心・嘔吐に対しては，照射部位によるリスク分類を行い，リスクに応じて 5-HT$_3$ 受容体拮抗薬やデキサメタゾンを用いた制吐療法を行う（→BQ7 参照）。

❸ 連日静脈内投与の抗がん薬の悪心・嘔吐予防

　連日静脈内投与の抗がん薬による悪心・嘔吐は，抗がん薬の連日投与により急性期と遅発期の悪心・嘔吐が混在するため，その制吐対策は容易ではない。エビデンスに基づく予防的制吐療法は確立していないため，限られたエビデンスをもとにシスプラチンやイホスファミドを 5 日間投与するレジメン（BEP 療法，IP 療法，IFM 単剤療法など）に絞って CQ9 を設定した。

❹ 経口抗がん薬の悪心・嘔吐予防

　近年，新規開発された抗がん薬は連日投与の経口抗がん薬が多い。静脈内投与の抗がん薬と異なり，連日投与の経口抗がん薬は急性期と遅発期の悪心・嘔吐が混在し，治療期間が長期であるため，悪心・嘔吐の発現様式は一定でなく，適切な制吐療法は確立されていない。そこで，連日投与の経口抗がん薬に対する適切な制吐療法を検証するために CQ を設定したが，システマティックレビューに採択できる質の高い研究がなかったため，今版では FQ2 としたうえで，今後の継続課題とした。

❺ 突出性悪心・嘔吐に対する制吐療法

（1）メトクロプラミド

　メトクロプラミドは，突出性悪心・嘔吐に対する救済治療のみならず，あらゆる悪心・嘔吐に対して日常臨床で頻用されている。抗がん薬による悪心・嘔吐に対するメトクロプラミドの有用性を検証したプラセボ対照比較試験は存在せず，オランザピンとの比較による間接的な有用性の検証のみしかなく，エビデンスレベルの高い研究結果はなかった。オランザピンよりもメトクロプラミドのほうが

悪心・嘔吐抑制効果が低かったものの，一定の悪心・嘔吐抑制効果があると推定された（→CQ8 参照）。

（2）オランザピン

突出性悪心・嘔吐に対する救済治療を検証したランダム化比較試験において，オランザピンはメトクロプラミドより悪心・嘔吐抑制効果が有意に高かった（→CQ8 参照）。したがって，突出性悪心・嘔吐に対する救済治療としてオランザピンは有効であるものの，オランザピンを予防的に投与している場合の救済治療として，オランザピンの追加投与を推奨できる根拠が確認できなかったため，FQ3 を設定した。

BQ 6 予期性悪心・嘔吐に対する制吐療法にはどのようなものがあるか？

ステートメント

がん薬物療法による急性期・遅発期悪心・嘔吐の完全制御により，患者に悪心・嘔吐を経験させないことが最善の対策である。予期性悪心・嘔吐が生じた場合には，ベンゾジアゼピン系抗不安薬を投与する。

合意率：100%（25/25 名）

① 本 BQ の背景

今版では，予期性悪心・嘔吐対策として非薬物療法に焦点を当てた CQ10，11 が設定されたが，予期性悪心・嘔吐が生じた場合に医療現場で実際に用いられる対策は薬物療法が中心である。本 BQ では予期性悪心・嘔吐とその薬物療法を中心に解説する。

② 解説

予期性悪心・嘔吐は，がん薬物療法や放射線治療で悪心・嘔吐を経験することにより，条件付けの機序（学習反応）から生じることが多い[1]。例えば，がん薬物療法を受けた際に悪心や嘔吐を繰り返し経験するうちに，抗がん薬を投与される前（投与前日や投与日の朝，病院到着時など）から悪心や嘔吐が発現するようになる。がん薬物療法の治療サイクルが多くなるほど予期性悪心・嘔吐のリスクは高まり，悪心・嘔吐の抑制が悪くなることが報告されている[2-5]。また，がん薬物療法終了後も予期性悪心・嘔吐の症状が長引くことがある。さらに，がん薬物療法で悪心・嘔吐が生じるという認識が患者にあらかじめ強くある場合に，がん薬物療法を行う前から予期性悪心・嘔吐が生じることもある。予期性悪心・嘔吐割合は，かつて 20%程度と報告されていたが，近年の制吐療法の進歩で減少し，予期性悪心が 13.8%以下[6,7]，予期性嘔吐は 2.3%以下[6]と報告されている。ここ数年間の制吐薬物療法のさらなる進歩により，予期性悪心・嘔吐割合はさらに減少している可能性がある。

予期性悪心・嘔吐に対する最善の対策は，がん薬物療法や放射線治療の際に，初回治療から悪心・嘔吐を生じさせないことである。このためには計画している治療の催吐性リスクを適切に評価して的確な制吐療法を行うことが重要である。したがって，計画している治療の催吐性リスクより下位の制吐療法は行わないように留意する。

さらに，がん薬物療法を開始するに先立って，最適な制吐療法を実施することを，あらかじめ患者に十分説明しておくことも重要である。

予期性悪心・嘔吐に対する薬物療法としては，ベンゾジアゼピン系抗不安薬を投与する。予期性悪心・嘔吐の予防にロラゼパム[8]，予期性悪心の予防にアルプラゾラムが有用である[9]。

予期性悪心・嘔吐に対する非薬物療法については，CQ11 を参照されたい。なお，NCCN ガイドライン 2023 ver.2 では，予期性悪心・嘔吐の誘因となり得る強いにおいを避けることを推奨している[10]。

処方例

ロラゼパム：1回 0.5〜1.0 mg を1日2〜3回経口投与

がん薬物療法の実施前夜，および当日治療の1〜2時間前まで投与する。必要に応じて増量（1日 3.0 mg まで）可能である。高齢者では低用量（1回 0.5 mg）から開始する。ただし，予期性悪心・嘔吐に対する処方は保険適用外である。

アルプラゾラム：1回 0.4〜0.8 mg を1日3回経口投与

がん薬物療法の実施前夜，および当日治療の1〜2時間前まで投与する。通常，1回 0.4 mg を1日3回から開始し，必要に応じて徐々に増減可能である。高齢者や消耗性疾患ならびに重症肝障害患者では，1回 0.2 mg を1日2〜3回投与から開始し，1日 1.2 mg を超えてはならない。ただし，予期性悪心・嘔吐に対する処方は保険適用外である。

　ベンゾジアゼピン系抗不安薬（ロラゼパム，アルプラゾラム）の効果は，がん薬物療法を継続するうちに，減弱する傾向があることに注意する。また，ベンゾジアゼピン系抗不安薬を1カ月以上にわたって連続使用した場合は，漸減したうえで中止する。突然中止すると，不安焦燥およびその他の離脱症状が生じる場合があるので注意する。

参考文献

1) Morrow GR, Morrell C. Behavioral treatment for the anticipatory nausea and vomiting induced by cancer chemotherapy. N Engl J Med. 1982；307：1476-80.
2) Morrow GR, Lindke J, Black PM. Predicting development of anticipatory nausea in cancer patients：prospective examination of eight clinical characteristics. J Pain Symptom Manage. 1991；6：215-23.
3) Andrykowski MA, Jacobsen PB, Marks E, et al. Prevalence, predictors, and course of anticipatory nausea in women receiving adjuvant chemotherapy for breast cancer. Cancer. 1988；62：2607-13.
4) Alba E, Bastus R, de Andres L, et al. Anticipatory nausea and vomiting：prevalence and predictors in chemotherapy patients. Oncology. 1989；46：26-30.
5) Morrow GR. Prevalence and correlates of anticipatory nausea and vomiting in chemotherapy patients. J Natl Cancer Inst. 1982；68：585-8.
6) Chan A, Kim HK, Hsieh RK, et al. Incidence and predictors of anticipatory nausea and vomiting in Asia Pacific clinical practice—a longitudinal analysis. Support Care Cancer. 2015；23：283-91.
7) Molassiotis A, Lee PH, Burke TA, et al. Anticipatory nausea, risk factors, and its impact on chemotherapy-induced nausea and vomiting：results from the Pan European Emesis Registry Study. J Pain Symptom Manage. 2016；51：987-93.
8) Malik IA, Khan WA, Qazilbash M, et al. Clinical efficacy of lorazepam in prophylaxis of anticipatory, acute, and delayed nausea and vomiting induced by high doses of cisplatin. A prospective randomized trial. Am J Clin Oncol. 1995；18：170-5.
9) Razavi D, Delvaux N, Farvacques C, et al. Prevention of adjustment disorders and anticipatory nausea secondary to adjuvant chemotherapy：A double-blind, placebo-controlled study assessing the usefulness of alprazolam. J Clin Oncol. 1993；11：1384-90.
10) NCCN Clinical Practice Guidelines in Oncology. Antiemesis. Version 2. 2023. https://www.nccn.org/guidelines/guidelines-detail?category=3&id=1415

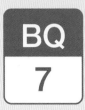

放射線治療による悪心・嘔吐に対する制吐療法にはどのようなものがあるか？

ステートメント

放射線照射部位によって催吐性リスク分類を行い，リスクに応じた制吐療法を行う。高度リスク（全身照射）では，予防的に5-HT$_3$受容体拮抗薬およびデキサメタゾンを投与する。中等度リスク（上腹部への照射，全脳全脊髄照射）では，予防的に5-HT$_3$受容体拮抗薬を投与する。デキサメタゾンを併用してもよい。

合意率：100%（24/24名）

1 本BQの背景

放射線治療による悪心・嘔吐は，抗がん薬と比べて発現頻度が低く，重症度も低いため，過小評価されることも多い。悪心発現患者の1/3は制吐療法が不十分であると感じていたとの報告もある[1]。本BQでは，放射線照射部位によって決定されるリスク分類に応じて，推奨される制吐療法について解説する。

2 解説

MASCC/ESMOガイドライン2016による放射線照射部位ごとの催吐性リスク分類と推奨される制吐療法を表1に記す[2]。ASCOガイドライン2020も同様の推奨をしている[3]。

放射線治療患者1,020人の前向き観察研究によると，悪心・嘔吐の発現割合は27.9%であり，放射線治療関連の因子では「照射部位」と「照射野の大きさ（400 cm^2<）」が，その他の因子では「抗がん薬の同時併用」と「抗がん薬に起因する嘔吐の既往」が有意な悪心・嘔吐のリスク因子であった[4]。

5-HT$_3$受容体拮抗薬は，プラセボやドパミン（D$_2$）受容体拮抗薬と比較して，放射線治療による悪心・嘔吐を有意に予防することがメタアナリシスで示されている[5]。また，上腹部に対する放射線治療を受けた患者に対して，5-HT$_3$受容体拮抗薬にデキサメタゾンを併用することにより，5-HT$_3$受容体拮抗薬＋プラセボ投与と比較して，悪心・嘔吐を有意に予防することがランダム化比較試験で示さ

表1　MASCCによる放射線照射部位ごとの催吐性リスク分類および治療方法（文献2より作成）

催吐性リスク分類	放射線照射部位	介入タイミング	制吐療法
高度	全身	予防的投与	5-HT$_3$受容体拮抗薬＋デキサメタゾン
中等度	上腹部，全脳全脊髄	予防的投与	5-HT$_3$受容体拮抗薬±デキサメタゾン
軽度	脳	予防的 or 症状発現時投与	デキサメタゾン
	頭頸部，胸部，骨盤	予防的 or 症状発現時投与	5-HT$_3$受容体拮抗薬 or ドパミン（D$_2$）受容体拮抗薬 or デキサメタゾン
最小度	四肢，乳房	症状発現時投与	5-HT$_3$受容体拮抗薬 or ドパミン（D$_2$）受容体拮抗薬 or デキサメタゾン

れている[6]。軽度あるいは最小度リスクにおいては，5-HT$_3$受容体拮抗薬，ドパミン（D$_2$)受容体拮抗薬，デキサメタゾンのいずれかを推奨する根拠に乏しく，いずれも選択可とされている[2,3]。脳に対する放射線治療では抗浮腫治療が望ましいため，デキサメタゾンの投与が推奨されている[2]。

脊椎に対する照射では，照射部位と照射野の大きさから個別に対応を判断する。

化学放射線治療では，放射線治療のほうがリスクが高い場合を除いて，抗がん薬のリスク分類に応じて推奨される制吐療法で対応する[2,3]。予防的制吐療法を行ったにもかかわらず発現した突出性悪心・嘔吐に対しては，作用機序の異なる薬剤を投与することが好ましい[7]。

2023年8月時点において，放射線照射に伴う消化器症状（悪心・嘔吐）に対して保険適用が認められている5-HT$_3$受容体拮抗薬はグラニセトロンのみ，ドパミン（D$_2$)受容体拮抗薬はメトクロプラミドのみである。

参考文献

1) Enblom A, Bergius Axelsson B, Steineck G, et al. One third of patients with radiotherapy-induced nausea consider their antiemetic treatment insufficient. Support Care Cancer. 2009；17：23-32.
2) MASCC/ESMO Antiemetic Guidelines 2016. https://mascc.org/wp-content/uploads/2022/04/mascc_antiemetic_guidelines_english_v.1.5SEPT29.2019.pdf
3) Hesketh PJ, Kris MG, Basch E, et al. Antiemetics：ASCO Guideline Update. J Clin Oncol. 2020；38：2782-97.
4) Maranzano E, De Angelis V, Pergolizzi S, et al；Italian Group for Antiemetic Research in Radiotherapy-IGARR. A prospective observational trial on emesis in radiotherapy：analysis of 1020 patients recruited in 45 Italian radiation oncology centres. Radiother Oncol. 2010；94：36-41.
5) Li WS, van der Velden JM, Ganesh V, et al. Prophylaxis of radiation-induced nausea and vomiting：a systematic review and meta-analysis of randomized controlled trials. Ann Palliat Med. 2017；6：104-17.
6) National Cancer Institute of Canada Clinical Trials Group（SC19）；Wong RK, Paul N, Ding K, et al. 5-hydroxy-tryptamine-3 receptor antagonist with or without short-course dexamethasone in the prophylaxis of radiation induced emesis：a placebo-controlled randomized trial of the National Cancer Institute of Canada Clinical Trials Group（SC19). J Clin Oncol. 2006；24：3458-64.
7) NCCN Clinical Practice Guidelines in Oncology. Antiemesis. Version 2. 2023. https://www.nccn.org/guidelines/guidelines-detail?category=3&id=1415

IV

薬物によるその他の制吐療法

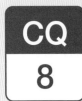

突出性悪心・嘔吐に対して，メトクロプラミドの投与は推奨されるか？

推　奨

突出性悪心・嘔吐に対して，メトクロプラミドの投与を弱く推奨する。

推奨の強さ：2（弱い）　エビデンスの強さ：B（中）

合意率：95.8%（23/24 名）

│ 解説 │

　メトクロプラミドは日常診療において，様々な悪心・嘔吐に対して保険適用薬として頻用されているが，抗がん薬による突出性悪心・嘔吐に対するメトクロプラミド投与のエビデンスは乏しく，これまでに報告されているのはオランザピン投与と比較した間接的なエビデンスのみであった。

　高度催吐性リスク抗がん薬を受けた際，パロノセトロン，ホスアプレピタント，デキサメタゾンの3剤併用療法を行ったにもかかわらず突出性悪心・嘔吐を発現した患者を対象に，救済治療薬としてのオランザピンとメトクロプラミドを比較した二重盲検ランダム化比較試験[1]では，メトクロプラミドにも一定の悪心・嘔吐抑制効果があったため，突出性悪心・嘔吐に対するメトクロプラミド投与を弱く推奨するとした。

1 本 CQ の背景

　突出性悪心・嘔吐に対する治療の原則は，予防的投与で使用した制吐薬と作用機序の異なる制吐薬を追加投与することである。突出性悪心・嘔吐に対して，日常診療で頻用されている代表的なドパミン（D_2）受容体拮抗薬であるメトクロプラミドの有用性について検討した。

2 アウトカムの設定

　本 CQ では，突出性悪心・嘔吐の症状を有する患者を対象に，メトクロプラミドを投与する場合としない場合を比較した際の「嘔吐抑制」「悪心抑制」「有害事象」の3項目をアウトカムとして設定し，システマティックレビューを行った。

3 採択された論文

　本 CQ に対する文献検索の結果，PubMed 66 編，Cochrane 160 編，医中誌 104 編が抽出され，計330 編がスクリーニング対象となり，2回のスクリーニングを経て抽出された2編[1,2]がシステマティックレビューの対象となった。

④ アウトカムごとのシステマティックレビュー結果

(1) 嘔吐抑制 益

　突出性悪心・嘔吐を有する患者に対してオランザピンまたはメトクロプラミドを投与した成人対象のランダム化比較試験[1]，小児対象のランダム化比較試験[2]をもとに，定性的に本アウトカムを評価した。そのうち1編は非盲検試験[2]だった。2編ともに，オランザピン群よりもメトクロプラミド群のほうが有意に嘔吐抑制割合が低かった。2編ともに，介入の比較がプラセボ対照ではなくオランザピンであるため，介入の直接比較ではなく，共通の対照を介した間接比較であり，深刻な非直接性があった。2編のメタアナリシスでは，出版バイアスは認められず，オランザピン群よりもメトクロプラミド群のほうが有意に嘔吐抑制割合が低かった〔RD -0.36（95%CI：-0.5--0.23，$p=0.00001$）〕。

エビデンスの強さ　B（中）

(2) 悪心抑制 益

　2編のランダム化比較試験[1,2]をもとに定性的に評価し，いずれもオランザピン群よりメトクロプラミド群のほうが有意に悪心抑制割合が低かった。2編のメタアナリシスでは，出版バイアスは認められず，オランザピン群よりメトクロプラミド群のほうが有意に悪心抑制割合が低かった〔RD -0.36（95%CI：-0.5--0.16，$p=0.00003$）〕。

エビデンスの強さ　B（中）

(3) 有害事象（血糖上昇）害

　2編のランダム化比較試験[1,2]をもとに定性的に評価し，いずれもオランザピン群で高血糖を認め，メトクロプラミド群で高血糖を認めなかったが，群間比較では差がなかった。2編のメタアナリシスでは，出版バイアスは認められず，$p=0.33$，$I^2=0$%で異質性は低かった。リスク差において有意差はなかった〔RD -0.02（95%CI：-0.07-0.03，$p=0.45$）〕。

エビデンスの強さ　B（中）

(4) 有害事象（眠気）害

　小児が対象のランダム化比較試験1編[2]のみで評価した。対照群のみに眠気が発現した（$p=0.0003$）。介入の比較がプラセボ対照ではなくオランザピンであるため，介入の直接比較ではなく，共通の対照を介した間接比較とであり，深刻な非直接性があった。

エビデンスの強さ　B（中）

(5) 有害事象（頭痛）害

　小児が対象のランダム化比較試験1編[2]のみで評価した。頭痛の発現は対照群と差がなかった（$p=0.28$）。介入の比較がプラセボ対照ではなくオランザピンであるため，介入の直接比較ではなく，共通の対照を介した間接比較であり，深刻な非直接性があった。

エビデンスの強さ　B（中）

⑤ システマティックレビューのまとめ・考察

(1) 益のまとめ

　突出性悪心・嘔吐に対するメトクロプラミドの効果は，オランザピンとの比較による間接的な検証

のみであり，エビデンスの強いものは存在しなかった。オランザピンのほうが悪心・嘔吐抑制効果が高く，メトクロプラミドにも一定の悪心・嘔吐抑制効果があると推測されるものの，メトクロプラミドの投与を強く支持する結果ではなかった。

（2）害のまとめ

「益」同様に，エビデンスレベルが高いものは存在しなかった。本CQでは，突出性悪心・嘔吐の症状を有する患者にメトクロプラミドを投与した場合の対照群を投与しなかった場合としているが，採択した論文では対照群がオランザピン投与となっており，有害事象である血糖上昇と頭痛に関しては，対照群と差がなかったが，血糖上昇および眠気は対照群のみに発現した。メトクロプラミド投与による有害事象はみられなかった。

（3）患者の価値観・好み

患者の価値観・好みについてエビデンスに基づく評価はできていないが，メトクロプラミドに一定の悪心・嘔吐抑制効果があることを重要視し，悪心・嘔吐を十分予防してほしいということで一致していると考えられる。

（4）コスト・資源

費用対効果について検討した研究はなかった。

（5）総括

突出性悪心・嘔吐に対するメトクロプラミド投与は，オランザピン投与との比較での検証のみであり，エビデンスの強いものは存在しなかった。オランザピンのほうが悪心・嘔吐抑制効果が高いという結果であったが，メトクロプラミド投与にも一定の有用性はあると推測され，「益」が「害」を上回ると考えられた。

❻ 推奨決定会議における協議と投票の結果

推奨決定会議に参加した改訂WG委員は24名（医師17名，看護師3名，薬剤師2名，患者2名）であった。投票時は，本ガイドラインのCOI管理方針に基づいて各委員が自己申告を行い，本CQにおいてはCOIによる推奨決定への深刻な影響はないと判断された。

システマティックレビューレポートに基づいて，推奨草案「突出性悪心・嘔吐に対して，メトクロプラミドの投与を弱く推奨する。」が提示され，推奨決定の協議と投票の結果，24名中23名が原案に賛同し，合意形成に至った。

❼ 今後の研究課題

突出性悪心・嘔吐に対するメトクロプラミド投与群と非投与群を比較する臨床研究が望まれる。

参考文献

1) Navari RM, Nagy CK, Gray SE. The use of olanzapine versus metoclopramide for the treatment of breakthrough chemotherapy-induced nausea and vomiting in patients receiving highly emetogenic chemotherapy. Support Care Cancer. 2013；21：1655-63.

2) Radhakrishnan V, Pai V, Rajaraman S, et al. Olanzapine versus metoclopramide for the treatment of break-through chemotherapy-induced vomiting in children：An open-label, randomized phase 3 trial. Pediatr Blood Cancer. 2020；67：e28532.

Ⅳ

薬物によるその他の制吐療法

細胞障害性抗がん薬の静脈内投与を連日受ける患者に対して，連日制吐療法は推奨されるか？

推　奨

細胞障害性抗がん薬の静脈内投与を連日受ける患者に対して，連日制吐療法を行うことを強く推奨する。

推奨の強さ：1（強い）　エビデンスの強さ：D（非常に弱い）

合意率：95.8%（23/24名）

| 解説 |

　細胞障害性抗がん薬の連日静脈内投与に対する制吐療法は，レジメンによって投与する抗がん薬の種類，投与方法，投与量が異なるため，統一した制吐療法の設定が難しい。また，複数日にわたって抗がん薬を投与するため，急性期と遅発期の悪心・嘔吐が重なり，その抑制が難しい場合が多い。

　今回のシステマティックレビューでは，いくつかのランダム化比較試験やコホート研究においてアプレピタントを含む3剤併用療法は2剤併用療法よりも高い制吐効果が得られたこと，また，ほぼすべての試験で抗がん薬投与日には制吐薬を併用していたことから，患者の希望も考慮のうえ，抗がん薬を連日投与する際には連日制吐療法を行うことを強く推奨するとした。近年，経口抗がん薬を連日投与する場合も増えてきているが，本 CQ の対象は，より催吐性リスクの高い静脈内投与であることが明確になるよう，CQ・推奨に「細胞障害性抗がん薬の静脈内投与を連日受ける患者に対して」という文言を追加した。

❶ 本 CQ の背景

　複数日にわたり抗がん薬を連日静脈内投与する場合，2日目以降は急性期と遅発期の悪心・嘔吐が重なり複雑な病態となるため，このような治療レジメンに対する標準的な制吐療法は確立されていない。

　これまで本ガイドラインでは，抗がん薬を連日投与する場合の予防的制吐療法について推奨を明確に示していなかったため，本 CQ を設定した。前述のように，連日抗がん薬を投与するレジメンはがん種により多岐に及んでいるため，今回は高度催吐性リスクとされるシスプラチンおよびイホスファミドを連日投与するレジメンに絞って検討した。

❷ アウトカムの設定

　本 CQ では，連日がん薬物療法（シスプラチンおよびイホスファミドの連日静脈内投与）を受ける患者を対象に，連日制吐療法と1日のみの制吐療法を比較した際の「嘔吐抑制」「悪心抑制」「有害事象」「コスト（薬剤費）」の4項目をアウトカムとして設定し，システマティックレビューを行った。

③ 採択された論文

本CQに対する文献検索の結果，PubMed 40編，Cochrane 132編，医中誌31編が抽出され，これにハンドサーチ7編を加えた計210編がスクリーニング対象となり，2回のスクリーニングを経て抽出された23編がシステマティックレビューの対象となった。

④ アウトカムごとのシステマティックレビュー結果

(1) 嘔吐抑制 [益]

嘔吐抑制の指標として「CR割合」，「NV割合」を，急性期，遅発期，全期間に分けて検討した（本CQに引用した試験は，Ⅱ章に記載のある急性期，遅発期とは定義が異なるため注意する）。

CR割合について，ランダム化比較試験3編[1-3]，単群試験7編[4-10]，コホート研究2編[11,12]が抽出された。全期間のCR割合を検討したランダム化比較試験は2編あり，アプレピタントを含む3剤併用療法群と2剤併用療法群を比較し，3剤併用療法群で有意にCR割合が高かった[1,2]。そのうち1編は，急性期，遅発期ともに3剤併用療法群のほうが有意にCR割合が高かった[2]。また別のランダム化比較試験では，デキサメタゾンを含む2剤併用療法群が5-HT$_3$受容体拮抗薬単剤群と比較して急性期のCR割合のみが有意に高かった[3]。コホート研究の1編では，統計学的有意差はなかったものの，アプレピタントを含む3剤併用療法群は2剤併用療法群よりも，急性期，遅発期，全期間のCR割合が高い傾向であった[11]。

NV割合について，ランダム化比較試験4編[2,3,13,14]，非ランダム化比較試験1編[15]，単群試験7編[5,7,9,10,16-18]，コホート研究3編[11,12,19]が抽出された。アプレピタントを含む3剤併用療法群と2剤併用療法群を比較した試験では，1編のランダム化比較試験[2]では急性期と遅発期のNV割合が，また他の1編のコホート研究[11]では急性期，全期間のNV割合が3剤併用療法群で有意に高かった。

以上のように，CR割合，NV割合については複数のランダム化比較試験が抽出され，結果に一定の傾向がみられたため，エビデンスの強さはB（中）とした。

| エビデンスの強さ | B（中） |

(2) 悪心抑制 [益]

悪心抑制の指標として「CC割合」，「TC割合」，「NN割合」，「NSN割合」を，急性期，遅発期，全期間に分けて検討した。

CC割合については，単群試験2編[4,9]，コホート研究1編[12]が，TC割合については，単群試験2編[4,9]が抽出された。3剤併用療法において，パロノセトロン群と第1世代5-HT$_3$受容体拮抗薬群を比較したコホート研究1編では，両群間で急性期のCC割合に有意差はなかった[12]。

NN割合，NSN割合については，ランダム化比較試験1編[13]，非ランダム化比較試験1編[15]が，さらにNN割合についてはコホート研究2編[12,19]，単群試験4編[6-9]が，NSN割合については単群試験3編[7,9,10]が抽出された。

コホート研究の1編では，デキサメタゾンの隔日投与を追加した2剤併用療法群が5-HT$_3$受容体拮抗薬単剤群と比較して急性期のNN割合，遅発期のNN割合が有意に高かった[19]。また別のコホート研究の1編では，3剤併用療法においてパロノセトロン群と第1世代5-HT$_3$受容体拮抗薬群で急性期のNN割合に有意差はなかった[12]。

以上のように，CC割合，TC割合についてはランダム化比較試験が抽出されず，NN割合，NSN割合についてもランダム化比較試験，非ランダム化比較試験が各1編抽出されたのみであった。また，

連日制吐療法と1日目のみの制吐療法を比較した研究は抽出されなかったこと，質の高い研究は乏しいこと，各研究の不均一性が高く，非一貫性の評価が困難なことなどから，エビデンスの強さはD（非常に弱い）とした。

エビデンスの強さ　D（非常に弱い）

（3）有害事象 害

　研究によって介入内容が異なるため，個別の有害事象を挙げてエビデンスを検討することが難しく，「すべての有害事象」についてのみ検討した。ランダム化比較試験4編[2,3,13,14]，非ランダム化比較試験1編[15]，単群試験10編[4-10,16-18]，コホート研究1編[11]が抽出された。

　何らかの有害事象が発現した患者の割合が報告されていたのは約半数であった。個別の有害事象については，頭痛，便秘，肝逸脱酵素上昇など，研究によって様々であった。

　連日制吐療法と1日目のみの制吐療法を比較した研究は存在せず，いずれの研究も非直接性の問題があると判断した。また，介入群・対照群の組み合わせが異なるため，非一貫性の評価は困難であった。以上より，エビデンスの強さはD（非常に弱い）とした。

エビデンスの強さ　D（非常に弱い）

（4）コスト（薬剤費）害

　コストを評価した研究は抽出されなかったため，評価不能とした。

⑤ システマティックレビューのまとめ・考察

（1）益のまとめ

　文献検索の結果，本CQに合致する連日制吐療法と1日目のみの制吐療法を比較した研究は抽出されなかった。対照群を「1日目のみの制吐療法」以外にも広げてシステマティックレビューを行ったが，質の高い研究は少なく，介入・対照の組み合わせや，使用した制吐薬の種類や投与方法は研究によって異なっており，非一貫性の評価が困難であった。エビデンスレベルが低い中で，2剤併用療法と3剤併用療法を比較したいくつかの研究では，3剤併用療法群でCR割合，NV割合が高い結果が出ており，3剤併用で連日制吐療法を行う意義があると考えられた。

（2）害のまとめ

　文献検索の結果，本CQに合致する連日制吐療法と1日目のみの制吐療法を比較した研究は抽出されなかった。有害事象については，対照群を「1日目のみの制吐療法」以外にも広げてシステマティックレビューを行ったが，質の高い研究は乏しく，介入・対照の組み合わせは研究によって異なっていた。各薬剤の投与期間も研究により異なっており，抗がん薬の連日静脈内投与について介入療法ごとに有害事象を検討することは困難であった。

（3）患者の価値観・好み

　今回のCQで対象とした細胞障害性抗がん薬を連日静脈内投与する治療では，投与期間が長いため悪心・嘔吐が遷延することが多く，患者は苦痛や不安を伴うことが多い。患者からは，可能な限り悪心・嘔吐を抑えてほしいという希望がある。そのため，抗がん薬を連日静脈内投与する際には，制吐療法も連日投与することが望ましいと考えられる。

(4) コスト・資源

　コスト・資源についてエビデンスに基づく評価はできていないが，抗がん薬に対する制吐療法は保険診療になること，患者は悪心・嘔吐を十分抑制することを重要視していることからコスト・資源については大きな問題にならないと考えられる。

(5) 総括

　今回のシステマティックレビューで対象を「細胞障害性抗がん薬の連日静脈内投与を受ける患者」に限定した理由は，抗がん薬の連日経口投与と連日静脈内投与では悪心・嘔吐の発現様式や対処法が異なるため，両者を区別してシステマティックレビューを行い，本 CQ の目的を明確化するためである。

　本 CQ の設定に合致する制吐薬を 1 日のみ投与する場合と連日投与する場合を比較するエビデンスはほとんどなかったが，5-HT$_3$ 受容体拮抗薬あるいはアプレピタントを使用しているほとんどの研究では連日制吐療法を行っていた。また，連日制吐療法による重篤な有害事象はなかった。

　抗がん薬による悪心・嘔吐は最もつらい有害事象の一つであり，可能な限り抑えてほしいという患者の希望は非常に強く，多くの患者は連日制吐療法を希望すると考えられる。

❻ 推奨決定会議における協議と投票の結果

　推奨決定会議に参加した改訂 WG 委員は 24 名（医師 17 名，看護師 3 名，薬剤師 2 名，患者 2 名）であった。投票時は，本ガイドラインの COI 管理方針に基づいて各委員が自己申告を行い，本 CQ においては COI による推奨決定への深刻な影響はないと判断された。

　近年は内服薬を中心に連日投与する抗がん薬も増えており，制吐薬が必要ない薬剤も多いことから，本 CQ での対象抗がん薬を明確にするため，「細胞障害性抗がん薬の静脈内投与を連日受ける患者に対して」という文言を CQ・推奨に追加する方針とし，投票を行った。

　システマティックレビューレポートに基づいて，推奨草案「細胞障害性抗がん薬の静脈内投与を連日受ける患者に対して，連日制吐療法を行うことを強く推奨する。」が提示され，推奨決定の協議と投票の結果，24 名中 23 名が原案に賛同し，合意形成に至った。

❼ 今後の研究課題

　連日抗がん薬を静脈内投与する際の制吐療法は，疾患の種類や各治療レジメンによって統一したものを示すことができない。今回対象としたシスプラチンやイホスファミドを連日投与する場合の 5-HT$_3$ 受容体拮抗薬，NK$_1$ 受容体拮抗薬，デキサメタゾンそれぞれの投与量や投与日数については確立されていない。今後，オランザピンを含めた 4 剤併用療法，各制吐薬の投与量や投与日数について検証する臨床試験が望まれる。

参考文献

1) Abdel-Malek R, Abbas N, Shohdy KS, et al. Addition of 3-day aprepitant to ondansetron and dexamethasone for prophylaxis of chemotherapy-induced nausea and vomiting among patients with diffuse large B cell lymphoma receiving 5-day cisplatin-based chemotherapy. J Egypt Natl Canc Inst. 2017；29：155-8.

2) Albany C, Brames MJ, Fausel C, et al. Randomized, double-blind, placebo-controlled, phase III cross-over study evaluating the oral neurokinin-1 antagonist aprepitant in combination with a 5HT3 receptor antagonist and dexamethasone in patients with germ cell tumors receiving 5-day cisplatin combination chemotherapy regi-

mens：a hoosier oncology group study. J Clin Oncol. 2012；30：3998-4003.

3) Fauser AA, Pizzocaro G, Schueller J, et al. A double-blind, randomised, parallel study comparing intravenous dolasetron plus dexamethasone and intravenous dolasetron alone for the management of fractionated cisplatin-related nausea and vomiting. Support Care Cancer. 2000；8：49-54.

4) Ioroi T, Furukawa J, Kume M, et al. Phase Ⅱ study of palonosetron, aprepitant and dexamethasone to prevent nausea and vomiting induced by multiple-day emetogenic chemotherapy. Support Care Cancer. 2018；26：1419-23.

5) Adra N, Albany C, Brames MJ, et al. Phase Ⅱ study of fosaprepitant＋5HT3 receptor antagonist＋dexamethasone in patients with germ cell tumors undergoing 5-day cisplatin-based chemotherapy：a Hoosier Cancer Research Network study. Support Care Cancer. 2016；24：2837-42.

6) Hamada S, Hinotsu S, Kawai K, et al. Antiemetic efficacy and safety of a combination of palonosetron, aprepitant, and dexamethasone in patients with testicular germ cell tumor receiving 5-day cisplatin-based combination chemotherapy. Support Care Cancer. 2014；22：2161-6.

7) Olver IN, Grimison P, Chatfield M, et al；Australian and New Zealand Urogenital and Prostate Cancer Trials Group. Results of a 7-day aprepitant schedule for the prevention of nausea and vomiting in 5-day cisplatin-based germ cell tumor chemotherapy. Support Care Cancer. 2013；21：1561-8.

8) Jordan K, Kinitz I, Voigt W, et al. Safety and efficacy of a triple antiemetic combination with the NK-1 antagonist aprepitant in highly and moderately emetogenic multiple-day chemotherapy. Eur J Cancer. 2009；45：1184-7.

9) Bun S, Yonemori K, Akagi T, et al. Feasibility of olanzapine, multi acting receptor targeted antipsychotic agent, for the prevention of emesis caused by continuous cisplatin- or ifosfamide-based chemotherapy. Invest New Drugs. 2018；36：151-5.

10) Einhorn LH, Brames MJ, Dreicer R, et al. Palonosetron plus dexamethasone for prevention of chemotherapy-induced nausea and vomiting in patients receiving multiple-day cisplatin chemotherapy for germ cell cancer. Support Care Cancer. 2007；15：1293-300.

11) 鈴木　亘, 青山　剛, 杉田一男, 他. 抗がん薬連日投与におけるアプレピタント3日間服用レジメンの制吐効果についての評価. 医療薬. 2012；38：163-9.

12) Kim KI, Lee DE, Cho I, et al. Effectiveness of palonosetron versus other serotonin 5-HT3 receptor antagonists in triple antiemetic regimens during multiday highly emetogenic chemotherapy. Ann Pharmacother. 2012；46：1637-44.

13) Herrstedt J, Sigsgaard TC, Nielsen HA, et al. Randomized, double-blind trial comparing the antiemetic effect of tropisetron plus metopimazine with tropisetron plus placebo in patients receiving multiple cycles of multiple-day cisplatin-based chemotherapy. Support Care Cancer. 2007；15：417-26.

14) Fox SM, Einhorn LH, Cox E, et al. Ondansetron versus ondansetron, dexamethasone, and chlorpromazine in the prevention of nausea and vomiting associated with multiple-day cisplatin chemotherapy. J Clin Oncol. 1993；11：2391-5.

15) 内山公男, 山田　学, 椎葉勇介, 他. 口腔癌患者に対するTPF3剤併用化学療法時におけるAprepitantおよびFosaprepitantの制吐効果に関する検討. 癌と化療. 2017；44：585-9.

16) Hainsworth JD, Omura GA, Khojasteh A, et al. Ondansetron（GR 38032F）：a novel antiemetic effective in patients receiving a multiple-day regimen of cisplatin chemotherapy. Am J Clin Oncol. 1991；14：336-40.

17) Einhorn LH, Nagy C, Werner K, et al. Ondansetron：a new antiemetic for patients receiving cisplatin chemotherapy. J Clin Oncol. 1990；8：731-5.

18) 有吉　寛, 忽滑谷直孝, 赤阪雄一郎, 他. Ondansetronの新剤型（口腔内崩壊錠）, GG032X錠のCisplatin誘発悪心・嘔吐に対する臨床効果. 癌と化療. 1997；24：995-1011.

19) 青山　剛, 杉山　肇, 平岡知子, 他. イホスファミド連日投与によって引き起こされる悪心, 嘔吐, 食欲不振に対するデキサメタゾン隔日投与の評価. 医療薬. 2010；36：542-8.

経口抗がん薬の悪心・嘔吐予防として，制吐薬の投与は推奨されるか？

ステートメント

経口抗がん薬の悪心・嘔吐予防として，制吐薬の投与を推奨できる根拠はない。救済治療薬の処方と適切な休薬・減量による対応を行う。

合意率：100%（22/22 名）

① 本 FQ の背景

臨床現場では新規薬物療法として経口抗がん薬を投与する場面が増えているが，その適切な制吐療法についてはまだ不明な点が多い。特に近年承認された経口抗がん薬には PARP 阻害薬のオラパリブ，ニラパリブや ALK 阻害薬のクリゾチニブ，セリチニブといった分子標的治療薬や，トリフルリジン・チピラシルなど催吐性リスクが比較的高いものがあること，術後療法のように投与期間が年単位の場合もあることから，その適切な予防的制吐療法について検討した。

② 解説

本 Question は当初 CQ として，経口抗がん薬による治療を受ける患者を対象に，悪心・嘔吐予防として，制吐薬の投与を行う場合と行わない場合を比較した際の「悪心抑制」，「嘔吐抑制」，「有害事象（制吐療法）」の 3 項目をアウトカムとして設定して文献検索を行い，PubMed 319 編，Cochrane 332 編，医中誌 181 編が抽出され，計 832 編がスクリーニング対象となったが，2 回のスクリーニングを経てシステマティックレビューに利用できる文献が抽出されなかったため，本 Question を FQ に転換した。経口抗がん薬に対する制吐療法は ASCO ガイドライン 2020[1] と MASCC/ESMO ガイドライン 2016[2] ではリスク分類のみが提示されており，NCCN ガイドライン 2023 ver. 2[3] ではリスク分類に加えて，リスクに応じて経口 5-HT$_3$ 受容体拮抗薬やメトクロプラミド，プロクロルペラジンなどが推奨されているが，その根拠は示されていない。日常診療では，悪心・嘔吐発現後にメトクロプラミド，プロクロルペラジンなどが救済治療薬として頻用されているが，経口 5-HT$_3$ 受容体拮抗薬は，有害事象（便秘・頭痛など）やコストも鑑みると，一律に予防的投与として推奨できるものはない。そこでステートメントは「経口抗がん薬の悪心・嘔吐予防として，制吐薬の投与を推奨できる根拠はない。救済治療薬の処方と適切な休薬・減量による対応を行う。」とした。

③ 今後の研究課題

経口抗がん薬を投与される患者を対象とした臨床研究が望まれるが，その基本となる情報が不足しているため，実際の予防的投与の実施割合や薬剤の種類，それによる悪心・嘔吐の発現割合などの情報収集が必要と考えられる。

参考文献

1）Hesketh PJ, Kris MG, Basch E, et al. Antiemetics：ASCO Guideline Update. J Clin Oncol. 2020；38：2782-97.
2）MASCC/ESMO Antiemetic Guidelines 2016. https://mascc.org/wp-content/uploads/2022/04/mascc_antieme tic_guidelines_english_v.1.5SEPT29.2019.pdf
3）NCCN Clinical Practice Guidelines in Oncology. Antiemesis. Version 2. 2023. https://www.nccn.org/guidelines/ guidelines-detail?category=3&id=1415

悪心・嘔吐予防としてオランザピンを投与しても突出性悪心・嘔吐をきたした場合，オランザピンの追加投与は推奨されるか？

ステートメント

突出性悪心・嘔吐に対して，オランザピン投与後のオランザピン追加投与を推奨できる根拠はない。オランザピン以外の制吐薬を投与する。

合意率：100％（22/22 名）

1 本 FQ の背景

　2017 年にオランザピンが「抗悪性腫瘍剤（シスプラチン等）投与に伴う消化器症状（悪心，嘔吐）」に対して保険適用となって以降[1]，抗がん薬による悪心・嘔吐にオランザピンを使用する頻度が増えている。添付文書では，1 日 1 回 5 mg 経口投与，最大投与量は 1 日 10 mg，最大 6 日間の投与が目安とされている。一方，国内外の臨床試験において，オランザピンの投与期間は抗がん薬投与開始 1 日目から 4 日間となっている。オランザピンの予防的投与中に突出性悪心・嘔吐が発現した場合に，オランザピンの追加投与または増量が可能かどうかは明確になっていない。

2 解説

　本 Question は当初 CQ として，悪心・嘔吐予防としてオランザピンを投与されているにもかかわらず，突出性悪心・嘔吐が発現した患者を対象に，救済治療薬としてのオランザピンの追加投与をする場合としない場合を比較した際の「有害事象（血糖上昇等）」「嘔吐抑制」「悪心抑制」「コスト（薬剤費）」の 4 項目をアウトカムとして設定して，システマティックレビューを試みた。文献検索の結果，PubMed 66 編，Cochrane 65 編，医中誌 79 編が抽出され，計 210 編がスクリーニング対象となったが，2 回のスクリーニングを経てシステマティックレビューに利用できる文献は抽出されなかったため，本 Question を FQ に転換した。

　これまでに行われた海外の臨床試験におけるオランザピンの投与量は 10 mg である。本邦で行われた，シスプラチンを含む治療レジメンに対する予防的制吐療法におけるオランザピンの投与量を 5 mg と 10 mg で比較したランダム化第Ⅱ相比較試験では，5 mg は，10 mg と同等の制吐効果があり，傾眠の程度が軽かったため[2]，ランダム化第Ⅲ相比較試験[3]の結果も踏まえ，本邦では予防的投与の 1 回投与量は 5 mg が推奨されている。

　オランザピン 5 mg の予防的投与中に突出性悪心・嘔吐が発現した際に最大 1 日量である 10 mg を投与する，すなわちオランザピン 5 mg を追加投与する意義について，本 Question でシステマティックレビューを行ったが，該当する文献は抽出されなかった。また，突出性悪心・嘔吐に対しては予防的投与を行った制吐薬とは作用機序の異なる薬剤を使用することを原則としているため，オランザピンの追加投与は行わない。

　なお，実臨床で救済治療薬として使用されるドパミン（D_2）受容体拮抗薬は，オランザピンと作用点が重複するため，オランザピンとの併用時は錐体外路症状などの副作用に注意する（→Ⅱ章表 1 参照）。

❸ 今後の研究課題

　オランザピンを予防的に投与している患者の突出性悪心・嘔吐に対するオランザピンの追加投与の意義については明らかでなく，効果と副作用（傾眠，錐体外路症状など）について今後の臨床研究が望まれる。

参考文献

1) Meiji Seika ファルマ株式会社．オランザピン添付文書．https://www.pmda.go.jp/PmdaSearch/iyakuDetail/ResultDataSetPDF/780009_1179044C1111_1_11

2) Yanai T, Iwasa S, Hashimoto H, et al. A double-blind randomized phase Ⅱ dose-finding study of olanzapine 10 mg or 5 mg for the prophylaxis of emesis induced by highly emetogenic cisplatin-based chemotherapy. Int J Clin Oncol. 2018；23：382-8.

3) Hashimoto H, Abe M, Tokuyama O, et al. Olanzapine 5 mg plus standard antiemetic therapy for the prevention of chemotherapy-induced nausea and vomiting（J-FORCE）：a multicentre, randomised, double-blind, placebo-controlled, phase 3 trial. Lancet Oncol. 2020；21：242-9.

V

副作用・薬物相互作用

1　概要

　抗がん薬による悪心・嘔吐を抑制することが制吐療法の目的であるが，制吐薬自体にも副作用があることに注意する。その副作用を熟知するとともに，患者の苦痛を緩和する治療が新たな副作用を発現させることは極力避けなければならない。

　同じ制吐薬でも注射薬と内服薬がある場合には，その投与経路を選択することが可能である。両者の制吐効果は同等であるため，薬剤費，抗がん薬の投与経路やスケジュール，各施設に合った運用法，患者の状況や希望などを勘案し，適切な投与経路を提供することが必要である。

　近年，新しい抗がん治療の中心的な役割を果たしている免疫チェックポイント阻害薬は患者自身の免疫機能を利用するため，免疫抑制作用のあるステロイドを制吐薬として使用することの是非が議論されている。今版では，免疫チェックポイント阻害薬を併用するがん薬物療法における制吐薬としてのステロイド投与についても取り上げた。

2　制吐薬の投与経路や副作用

❶ 制吐薬の投与経路選択

　制吐薬の多くは注射薬と内服薬の両方が使用可能である。$5-HT_3$受容体拮抗薬とNK_1受容体拮抗薬による悪心・嘔吐の抑制効果と全身作用に基づく副作用は，承認用法・用量において静脈内投与と経口投与による差がないため，制吐薬の投与経路の選択は，抗がん薬の投与経路やスケジュール，患者の状況に応じて適切に行う（→BQ8 参照）。

❷ 注意すべき制吐薬の副作用

　$5-HT_3$受容体拮抗薬とNK_1受容体拮抗薬の主な副作用として，便秘と頭痛がある。特に便秘自体が悪心を誘発することがあるため，制吐対策と同時に便秘対策も必要である。また，静脈内投与が可能なNK_1受容体拮抗薬であるホスアプレピタントは，静脈内投与のがん薬物療法レジメンにあらかじめ組み込むことができ，利便性に優れる一方で，注射部位障害の副作用に注意が必要である。ドパミン受容体を拮抗する制吐薬の主な副作用は錐体外路症状であるが，オランザピンについては眠気，浮動性めまい，起立性低血圧にも注意が必要である。デキサメタゾンは不眠，高血糖，胃粘膜障害，満月様顔貌などに注意が必要である（→BQ9 参照）。

❸ 制吐薬の薬物相互作用について

　代謝過程における薬物相互作用は，各薬物の主な代謝酵素および誘導作用と阻害作用の有無や程度に基づく可能性として併用禁忌薬や併用注意薬が医薬品添付文書に示されている。Ⅱ章表 1「本邦臨床で用いられている主な制吐薬一覧」において「薬物相互作用」として上記の代謝酵素の概念に基づく相互作用を中心に記載した。また，脚注に記したように，作用点が重複する制吐薬は，主作用の増強があまり期待できない一方で，毒性増強が懸念されるため，併用を避ける。

❹ 免疫チェックポイント阻害薬を併用したがん薬物療法におけるステロイド投与

　2018 年に発表された後ろ向き研究で，免疫チェックポイント阻害薬を併用するがん薬物療法において，ステロイドの投与量が多い（具体的には，プレドニゾロン 10 mg 以上）患者では有意に無増悪生

存期間・生存期間が短かったと報告され，制吐薬としてのステロイド投与の是非が議論になった。その後，相反する研究結果も報告され，2023 年 8 月時点では，標準制吐療法としてステロイドが必要な場合は，免疫チェックポイント阻害薬を併用するがん薬物療法においても，制吐薬としてのステロイドは推奨用量を投与する（→BQ10 参照）。

制吐薬の投与経路選択において考慮すべき点は何か？

ステートメント

5-HT$_3$受容体拮抗薬とNK$_1$受容体拮抗薬による悪心・嘔吐の抑制効果と全身作用に基づく副作用は，承認用法・用量において静脈内投与と経口投与に差はなく，投与経路は患者の状況に応じて判断する。

合意率：100%（19/19名）

1 本BQの背景

　制吐薬の投与経路選択時には，静脈内投与と経口投与での有効性と安全性における差の有無に関する情報が必要となる。有効性と安全性は用法・用量に依存するため，投与経路間の比較を行う際には各経路における用法・用量に注意する。5-HT$_3$受容体拮抗薬の承認用量は本邦と欧米では異なることから，海外で実施された臨床試験結果や海外のガイドラインから情報を入手する場合には，用量を確認したうえで本邦への適用可能性を判断する。

2 解説

　本Questionは当初CQとして，がん薬物療法を受ける患者を対象に，制吐薬を静脈内投与する場合と経口投与する場合を比較した際の「抗がん薬の投与完遂割合」「嘔吐抑制」「悪心抑制」「有害事象」「コスト（薬剤費）」の5項目をアウトカムとして設定し，システマティックレビューを試みた。文献検索の結果，PubMed 302編，Cochrane 8編，医中誌43編が抽出され，これにハンドサーチ1編を加えた計354編がスクリーニング対象となった。2回のスクリーニングを経て抽出された9編がシステマティックレビューの対象となったが，「嘔吐抑制」「悪心抑制」「有害事象」は投与経路による有意な差が認められなかったため，本QuestionをBQに転換した。なお，「抗がん薬の投与完遂割合」と「コスト（薬剤費）」に関しては投与経路による比較が行われた研究が抽出されなかったため，評価不能であった。

　システマティックレビューの対象とされた9編のうち，同一成分において投与経路の比較が行われたランダム化試験6編の制吐薬は，5-HT$_3$受容体拮抗薬のオンダンセトロン[1,2]，ラモセトロン[3]，パロノセトロン[4,5]，NK$_1$受容体拮抗薬のアプレピタント[6]であった。5-HT$_3$受容体拮抗薬の試験では，注射製剤を対照として経口製剤の有用性が評価されており，いずれも本邦の承認用量とは異なる用量で実施されていた。パロノセトロンの経口製剤は本邦では承認されていないが，オンダンセトロンとラモセトロンについては，両製剤ともに本邦の承認用量で実施されたプラセボ対照比較試験における悪心・嘔吐に対する抑制効果の有効率が医薬品添付文書に記載されており，製剤間で大きな差は認められない。一方，NK$_1$受容体拮抗薬については，アプレピタント経口製剤に対するホスアプレピタント注射製剤の非劣性が，本邦における承認用量と同用量のランダム化比較試験により明らかにされている[6]。ホスアプレピタントが投与された1,143例のうち25例（2.2％）で静脈内投与に伴う注射部位

障害が発現したが，全身作用に基づく副作用では投与経路による有意な差は認められていない（→BQ9 参照）。

　以上より，5-HT$_3$受容体拮抗薬と NK$_1$受容体拮抗薬による悪心・嘔吐の抑制効果と全身作用に基づく副作用は，承認用法・用量において，投与経路間の差は認められない。したがって，投与経路の選択にあたっては，患者のアドヒアランスや経口投与の可否，抗がん薬レジメンのスケジュールなどの状況に応じて適切に行う。

参考文献

1) Krzakowski M, Graham E, Goedhals L, et al. A multicenter, double-blind comparison of i.v. and oral administration of ondansetron plus dexamethasone for acute cisplatin-induced emesis. Ondansetron Acute Emesis Study Group. Anticancer Drugs. 1998；9：593-8.

2) White L, Daly SA, McKenna CJ, et al. A comparison of oral ondansetron syrup or intravenous ondansetron loading dose regimens given in combination with dexamethasone for the prevention of nausea and emesis in pediatric and adolescent patients receiving moderately/highly emetogenic chemotherapy. Pediatr Hematol Oncol. 2000；17：445-55.

3) Tantipalakorn C, Srisomboon J, Thienthong H, et al. Comparison of oral versus intravenous ramosetron in prevention of acute cisplatin-induced emesis：a randomized controlled trial. J Med Assoc Thai. 2004；87：119-25.

4) Karthaus M, Tibor C, Lorusso V, et al. Efficacy and safety of oral palonosetron compared with IV palonosetron administered with dexamethasone for the prevention of chemotherapy-induced nausea and vomiting (CINV) in patients with solid tumors receiving cisplatin-based highly emetogenic chemotherapy (HEC). Support Care Cancer. 2015；23：2917-23.

5) Boccia R, Grunberg S, Franco-Gonzales E, et al. Efficacy of oral palonosetron compared to intravenous palonosetron for the prevention of chemotherapy-induced nausea and vomiting associated with moderately emetogenic chemotherapy：a phase 3 trial. Support Care Cancer. 2013；21：1453-60.

6) Grunberg S, Chua D, Maru A, et al. Single-dose fosaprepitant for the prevention of chemotherapy-induced nausea and vomiting associated with cisplatin therapy：randomized, double-blind study protocol--EASE. J Clin Oncol. 2011；29：1495-501.

V

副作用・薬物相互作用

制吐薬の注意すべき副作用にはどのようなものがあるか？

ステートメント

制吐薬の注意すべき副作用として，5-HT$_3$受容体拮抗薬とNK$_1$受容体拮抗薬では便秘や頭痛，ホスアプレピタントでは末梢静脈内投与による注射部位障害がある。オランザピンでは眠気やめまい，デキサメタゾンでは不眠や一過性の高血糖，メトクロプラミドでは錐体外路症状（アカシジア，急性ジストニア等）がある。

合意率：100％（23/23名）

❶ 本BQの背景

制吐薬の副作用特性を理解したうえで，患者の観察，症状評価，適切な支持療法を行うことにより，副作用の発現や重症化を回避することができる。

❷ 解説

5-HT$_3$受容体拮抗薬とNK$_1$受容体拮抗薬では高頻度で便秘が発現することから，発現時に患者自身で対処できるよう事前に便秘治療薬を処方しておくことが望ましい。ホスアプレピタントは国内第III相試験での注入部位の疼痛，紅斑，腫脹や血栓性静脈炎などの注射部位障害の発現頻度が23.6％（41/174例）であり，プラセボ群では12.4％（21/170例）であった。ラットを用いた血管刺激性試験により，投与部位の血管に対するホスアプレピタントの刺激性が確認されており，健康成人を対象とした国内外第I相試験において投与速度の増加および投与濃度の上昇により注射部位障害が発現しやすくなることが示唆されている[1]。したがって，中心静脈アクセスを有する患者においては中心静脈内投与を考慮する。

なお，2022年に承認されたNK$_1$受容体拮抗薬ホスネツピタントは，国内第III相試験における注射部位疼痛の発現頻度が0.4％（2/505例）であったが，類薬のホスアプレピタントで注射部位障害が注意喚起されていることから，承認後も継続して注射部位疼痛の評価が行われている[2]。オランザピン，ベンゾジアゼピン系薬剤，メトクロプラミドは高齢患者や衰弱状態の患者に投与する際には傾眠による転倒への注意が必要であり，1日1回投与の場合は夕食後または眠前に投与することが望ましい[3]。

副作用情報は医薬品添付文書からの入手が基本となるが，制吐以外の効能・効果を有する薬剤では異なる用量や長期使用による副作用も記載されている。したがって，患者への副作用情報提供時には，これらを考慮したうえでの事象の選択が必要である。また「発現頻度が高い副作用」と「発現頻度は低いが重大な副作用」を区別して情報提供を行うことで，副作用を必要以上に恐れることによる服薬不遵守を防ぐことができる。

参考文献

1）小野薬品工業株式会社．プロイメンド点静注用150 mgに係る医薬品リスク管理計画書，令和3年2月9日再審査

時．https://www.pmda.go.jp/files/000240521.pdf

2）大鵬薬品工業．アロカリス点滴静注 235 mg に係る医薬品リスク管理計画書．https://www.pmda.go.jp/RMP/www/400107/6371cca5-44db-4f68-82dd-5a52d96b72e8/400107_23914A5A1028_001RMP.pdf

3）NCCN Clinical Practice Guidelines in Oncology, Antiemesis. Version 2. 2023. https://www.nccn.org/guidelines/guidelines-detail?category=3&id=1415

V

副作用・薬物相互作用

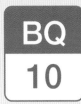

免疫チェックポイント阻害薬を併用したがん薬物療法における制吐療法はどのように行うか？

BQ 10

ステートメント

免疫チェックポイント阻害薬を併用する場合には，がん薬物療法の催吐性リスクに応じた制吐療法を行う。免疫チェックポイント阻害薬の投与を理由に，制吐療法としてのデキサメタゾンの減量は行わない。

合意率：100％（24/24 名）

① 本 BQ の背景

免疫チェックポイント阻害薬を使用する場合，制吐薬として使用するステロイドがその抗腫瘍効果を減弱するのではないかとの懸念がある。特に，高度および中等度催吐性リスク抗がん薬に対する制吐療法ではデキサメタゾンの投与が標準であり，制吐療法と免疫チェックポイント阻害薬の抗腫瘍効果のどちらを優先させるべきか議論があった。NCCN ガイドラインでは，2019 年まで制吐薬としてのステロイドの積極的な使用を勧めていなかったが，2020 年以降の改訂版ではその記述を削除している。

② 解説

免疫チェックポイント阻害薬（PD-1, PD-L1, CTLA-4 阻害薬）の催吐性リスクは最小度であるため，制吐薬としての予防的ステロイド投与は不要である。ただ，免疫チェックポイント阻害薬とステロイドの関連をみた 2018 年発表の 2 つの後ろ向き研究では，プレドニゾロン 10 mg 以上併用群は有意に無増悪生存期間，生存期間が短かった[1,2]。それに対し 2019 年の検討では，プレドニゾロンの使用量を 10 mg 以上/未満に分け，さらに 10 mg 以上の群をがん関連症状に関係あるもの（脳転移，呼吸困難等）と関係ないもの（放射線肺臓炎，慢性閉塞性肺疾患等）に分けて検討した結果，関係ないものにステロイドを使用する場合は，免疫チェックポイント阻害薬の効果を減弱しない可能性があることが示唆された[3]。

また，抗がん薬＋免疫チェックポイント阻害薬の併用療法と抗がん薬との第Ⅲ相比較試験が，非小細胞肺がん，小細胞肺がん，乳がんで行われており，それぞれ，生存期間，無増悪生存期間などで併用療法の有用性が報告されている。それぞれの試験において制吐療法としてのステロイド投与の基準は様々であるが，ステロイドを含めた標準制吐療法を定めた第Ⅲ相試験においても，免疫チェックポイント阻害薬の有意な上乗せ効果が認められている[4,5]。

これらのことから，標準制吐療法としてステロイドを必要とする場合，免疫チェックポイント阻害薬を併用するがん薬物療法においても，ステロイドの投与量を減量せず，適切な投与量を検討することが必要である。

参考文献

1) Arbour KC, Mezquita L, Long N, et al. Impact of Baseline Steroids on Efficacy of Programmed Cell Death-1 and

Programmed Death-Ligand 1 Blockade in Patients With Non-Small-Cell Lung Cancer. J Clin Oncol. 2018 ; 36 : 2872-8.

2) Scott SC, Pennell NA. Early Use of Systemic Corticosteroids in Patients with Advanced NSCLC Treated with Nivolumab. J Thorac Oncol. 2018 ; 13 : 1771-5.

3) Ricciuti B, Dahlberg SE, Adeni A, et al. Immune Checkpoint Inhibitor Outcomes for Patients With Non-Small-Cell Lung Cancer Receiving Baseline Corticosteroids for Palliative Versus Nonpalliative Indications. J Clin Oncol. 2019 ; 37 : 1927-34.

4) Gandhi L, Rodríguez-Abreu D, Gadgeel S, et al ; KEYNOTE-189 Investigators. Pembrolizumab plus chemotherapy in metastatic non-small-cell lung cancer. N Engl J Med. 2018 ; 378 : 2078-92.

5) Paz-Ares L, Luft A, Vicente D, et al ; KEYNOTE-407 Investigators. Pembrolizumab plus chemotherapy for squamous non-small-cell lung cancer. N Engl J Med. 2018 ; 379 : 2040-51.

V

副作用・薬物相互作用

VI

非薬物療法による制吐療法

1 概要

　薬物による制吐療法は医学的に有効性を確認しやすく，医療現場で用いやすい。しかしながら患者によっては，薬物による制吐療法のみでは十分な制吐効果が得られない場合もある。また，何らかの理由で薬物による制吐療法を十分実施できないこともあり得る。患者のライフスタイルや価値観によっては，薬物以外の方法を用いることを希望することもある。

　したがって，薬物による制吐療法だけでなく，薬物以外の方法による制吐療法の有用性も検討する意義があると考えた。

　前版では予期性悪心・嘔吐の非薬物療法に関する記載はあるものの，悪心・嘔吐に対する非薬物療法については取り上げられていなかったため，今版で新たな内容として検討のうえ，記載した（→CQ10参照）。予期性悪心・嘔吐については（→アルゴリズム5参照），薬物療法を中心とした解説を記載するとともに（→BQ6参照），非薬物療法のCQを新たに設けてシステマティックレビューを実施した（→CQ11参照）。

2 悪心・嘔吐に対する非薬物療法

　本ガイドラインでは新たに，悪心・嘔吐に対する非薬物療法の有用性について検討した（→CQ10参照）。

　悪心・嘔吐に対する非薬物療法について，ASCOガイドライン2020[1]ではシステマティックレビューに基づいて，「生姜と鍼/指圧およびその他の補完ないし代替療法をがん患者の悪心・嘔吐予防に推奨するにはエビデンスが不十分である」としている。MASCC/ESMOガイドライン2016[2]では，小児において最適な制吐薬物療法と制吐非薬物療法（指圧，リラクセーション，心理教育など）を特定するために適切なデザインの研究が必要であるとしている。NCCNガイドライン2023 ver.2[3]は，非薬物療法に言及していない。

　生姜と漢方薬を含む生薬による制吐効果の研究には，膨大な数の文献がある一方で，エビデンスの質として十分でない研究が多く含まれるため，今版のシステマティックレビューの対象としては除外し，今後の課題とした。

　システマティックレビューでは，悪心・嘔吐に対する非薬物療法として合計16の技法でランダム化比較試験が抽出された（鍼，経皮的電気刺激，指圧，運動，漸進的筋弛緩，ヨガ，アロマ，食事，音楽，呼吸，患者教育，オステオパシー，リフレクソロジー，マッサージ，セルフケア，ベッドサイドウェルネス）。

　本章では，これらの技法をまとめて全体の概観を記述し，さらに個々の技法についてシステマティックレビューの結果を簡潔に提示し，解説する（→CQ10参照）。

3 予期性悪心・嘔吐に対する非薬物療法

　予期性悪心・嘔吐に対する制吐療法について海外のASCOガイドライン2020[1]，MASCC/ESMOガイドライン2016[2]，NCCNガイドライン2023 ver.2[3]はいずれも，予期性悪心・嘔吐の最も有効な予防手段は，がん薬物療法のすべてのサイクルで最適な制吐薬物療法を実施することであるとしている。そのうえでASCOガイドライン2020では，予期性嘔吐が生じた場合に系統的脱感作による行動

療法を用いることができるとしている。MASCC/ESMO ガイドライン 2016 では，予期性悪心・嘔吐が生じた場合の治療としてベンゾジアゼピン系抗不安薬の投与と，行動療法（特に漸進的筋弛緩，系統的脱感作，催眠）を推奨している。ASCO ガイドライン 2020 でも MASCC/ESMO ガイドライン 2016 でも，予期性悪心・嘔吐に対する非薬物療法のエビデンスレベルは低く，推奨度は中等度となっている。NCCN ガイドライン 2023 ver.2[3]では強いにおいを避けることを推奨している。また，予期性悪心・嘔吐に対して系統的脱感作療法や催眠療法などの行動療法が用いられてきたとし，さらにリラクセーション法（イメージ誘導，漸進的筋弛緩，バイオフィードバック，音楽），気ぞらし法，ヨガ療法などの行動療法と鍼/指圧を推奨している。

　一方で，残念ながら多くの患者がこうした行動療法に必要な専門的知識が得られない環境で治療を受けているとも海外で指摘されており[4,5]，日本のほとんどの医療施設の日常診療においてもその実施は困難と考えられる。

　本ガイドラインでは，予期性悪心・嘔吐に対する非薬物療法の有用性について検討した（→CQ11参照）。システマティックレビューでは，系統的脱感作療法とヨガ療法の2技法でランダム化比較試験が抽出された。また，催眠療法で非ランダム化比較試験と単群前後比較試験が抽出され，これらについて検討した。

参考文献

1) Hesketh PJ, Kris MG, Basch E, et al. Antiemetics：ASCO Guideline Update. J Clin Oncol. 2020；38：2782-97.
2) MASCC/ESMO Antiemetic Guidelines 2016. https://mascc.org/wp-content/uploads/2022/04/mascc_antiemetic_guidelines_english_v.1.5SEPT29.2019.pdf
3) NCCN Clinical Practice Guidelines in Oncology. Antiemesis. Version 2. 2023. https://www.nccn.org/guidelines/guidelines-detail?category=3&id=1415
4) Roila F, Herrstedt J, Aapro M, et al；ESMO/MASCC Guidelines Working Group. Guideline update for MASCC and ESMO in the prevention of chemotherapy- and radiotherapy-induced nausea and vomiting：results of the Perugia consensus conference. Ann Oncol. 2010；21 Suppl 5：v232-43.
5) Roila F, Hesketh PJ, Herrstedt J；Antiemetic Subcommittee of the Multinational Association of Supportive Care in Cancer. Prevention of chemotherapy- and radiotherapy-induced emesis：results of the 2004 Perugia International Antiemetic Consensus Conference. Ann Oncol. 2006；17：20-8.

VI

非薬物療法による制吐療法

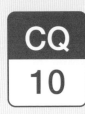

CQ 10 悪心・嘔吐に対して，非薬物療法を併施することは推奨されるか？

推 奨

悪心・嘔吐に対して，非薬物療法を併施しないことを弱く推奨する。

推奨の強さ：2（弱い）　エビデンスの強さ：D（非常に弱い）

合意率：83.3%（20/24 名）

| 解説 |

　本 CQ では非薬物療法（鍼，経皮的電気刺激，指圧，運動，漸進的筋弛緩，ヨガ，アロマ，食事，音楽など）による悪心・嘔吐抑制についてシステマティックレビューを行った。本 CQ では非薬物療法のうち，ランダム化比較試験が 1 編以上存在した技法のみをシステマティックレビューの対象とし，ランダム化比較試験に限定してシステマティックレビューを行った。ランダム化比較試験以外の研究デザインは除外した。

　結果は，効果を有意に認めたのは，鍼療法による悪心抑制〔エビデンスの強さは C（弱）〕，運動療法による悪心・嘔吐抑制〔エビデンスの強さは D（非常に弱い）〕，アロマ療法による悪心抑制〔エビデンスの強さは D（非常に弱い）〕のみで，その他の非薬物療法はいずれも有意な効果を認めなかった。

　非薬物療法全体としてみたときのエビデンスの強さは D（非常に弱い）であり，推奨は「悪心・嘔吐に対して，非薬物療法を併施しないことを弱く推奨する。」とした。

❶ 本 CQ の背景

　催吐性リスクに基づいた適正な制吐療法を提示するとともに，そのオプションとして薬物に頼らない方法を提示することは，薬物による制吐療法が実施困難な場合を含め，患者にとってがん薬物療法を受けるうえで重要である。そこで本 CQ では，各種の非薬物療法に悪心・嘔吐を抑制する効果があるかを検討することとした。

❷ アウトカムの設定

　本 CQ では，悪心・嘔吐を発現した患者を対象に，通常の制吐療法に加えて，非薬物療法を行う場合と行わない場合を比較した際の「嘔吐抑制」「悪心抑制」「コスト（人的資源）」「コスト（人的資源以外の非薬物療法に伴う費用）」「有害事象（非薬物療法に伴うもの）」の 5 項目をアウトカムとして設定し，後述する介入別でのシステマティックレビューを行った。

❸ 本 Question 全体で採択された論文

　本 CQ に対する文献検索の結果，PubMed 241 編，Cochrane 194 編，CINAHL 90 編，医中誌 61 編

が抽出され，これにハンドサーチ5編を加えた計591編がスクリーニング対象となり，2回のスクリーニングを経て抽出された89編のランダム化比較試験がシステマティックレビューの対象となった[1-55]。

　抽出された89編のランダム化比較試験で扱われている非薬物療法には16の技法があった。これらの非薬物療法に関するシステマティックレビュー全体のまとめ・考察を示したうえで，各技法別に解説するが，個々の技法については分析の概略を紹介するにとどめる。個別技法に関する分析の詳細は，別途，システマティックレビューを参照されたい。

④ システマティックレビューの対象となった非薬物療法の技法全般の総括

(1) 益のまとめ

　全体を通して，非薬物療法による介入で対照群に対して有意な効果を認めたのは，鍼療法による悪心抑制〔エビデンスの強さはC（弱）〕，運動療法による悪心・嘔吐抑制〔エビデンスの強さはD（非常に弱い）〕，アロマ療法による悪心抑制〔エビデンスの強さはD（非常に弱い）〕のみであった。

　エビデンスの強さB（中）で介入効果を認めないと示されたのは，経皮的電気刺激療法による嘔吐抑制と，音楽療法による嘔吐抑制および悪心抑制であった。その他の非薬物療法による介入技法はいずれも対照群に比して介入効果を有意に示さず，エビデンスの強さはC（弱）～D（非常に弱い）であった。

(2) 害のまとめ

　鍼療法，経皮的電気刺激療法，指圧療法では，有害事象に関して対照群に比して有意差なしとエビデンスの強さC（弱）で示された。アロマ療法では有意差なしとエビデンスの強さD（非常に弱い）で示された。その他の非薬物療法による技法では，有害事象を扱った研究は抽出されなかった。

(3) 患者の価値観・好み

　非薬物療法による介入に効果を認めたのはごく一部の介入技法に過ぎず，それを示すエビデンスの強さはC（弱）～D（非常に弱い）であった。しかしながら，患者のライフスタイルや価値観によっては，薬物に頼らない方法で悪心・嘔吐の抑制効果を得ることが望まれる場合もある。個別のケースでは，患者のライフスタイルや価値観・好みを反映し，益と害，コストのバランスを踏まえて慎重に検討する余地がある。

(4) コスト・資源

　非薬物療法に伴う人的資源やその他のコスト・資源について評価した研究は，指圧療法において人的資源以外のコストを評価した2編の研究[16]のみで，いずれも介入群と対照群で有意差はなかった。いずれも小児を含む研究であった。数値による統合ができる研究はなかった。エビデンスの強さはD（非常に弱い）。

　それ以外の技法はどれも，コスト・資源について評価した研究は抽出されず，評価不能であった。

(5) 総括

　非薬物療法による介入で対照群に対して有意な効果を認めたのは，鍼療法による悪心抑制，運動療法による悪心・嘔吐抑制，アロマ療法による悪心抑制のみであり，エビデンスの強さはいずれもC（弱）～D（非常に弱い）であった。その他の非薬物療法では有意な効果を認めなかった。害を有意に

認めた非薬物療法はなかったが，効果の明らかでない介入方法は望まれない場合が多い。また，医療従事者側の熟練度や患者の負担も考慮する必要がある。

⑤ 推奨決定会議における協議と投票の結果

推奨決定会議に参加した改訂 WG 委員は 24 名（医師 17 名，看護師 3 名，薬剤師 2 名，患者 2 名）であった。投票時は，本ガイドラインの COI 管理方針に基づいて各委員が自己申告を行い，本 CQ においては COI による推奨決定への影響はないと判断された。

初回の投票では合意形成に至らず，委員から安易な推奨は医療現場に混乱を招く可能性があるとの指摘があった。一方で，患者のライフスタイルや価値観によっては，薬物に頼らない方法で悪心・嘔吐の抑制効果を得ることが望まれる場合もあり，個別のケースにおいては益と害，コストのバランスを踏まえて慎重に検討する余地があると考えられた。

これらを鑑みて，推奨草案「悪心・嘔吐に対して，非薬物療法を併施しないことを弱く推奨する。」が提示され，再投票の結果，24 名中 20 名が原案に賛同し，合意形成に至った。

⑥ 今後の研究課題

非薬物療法として 89 のランダム化比較試験が抽出され，16 の技法が扱われていた[1-55]。その中で個々の技法には比較的多数のランダム化比較試験が見出されたものもあるが，全体に研究の質に問題を認めるものが多く，エビデンスの強さは C（弱）～D（非常に弱い）がほとんどであった。今後，質の高い研究を推進することが課題となる。また，今回のシステマティックレビューでは，生姜によるアロマ療法は扱ったが，アロマ療法以外で生姜を含む漢方薬などの生薬について扱わなかった。これについては本ガイドラインの課題として残っている。

● 非薬物療法の技法別システマティックレビュー結果

本 CQ では非薬物療法全般を扱う性質上，システマティックレビューをより正確に行うために，文献検索とハンドサーチによって得られた文献を非薬物療法の介入技法別に分類し，それぞれの手法について個別にシステマティックレビューを実施した。

以下ではまず，ランダム化比較試験が 2 編以上抽出された個別技法（9 技法）についてシステマティックレビューのまとめと考察を記載する。

●鍼療法

2 回のスクリーニングを経て抽出された 89 編の文献のうち，鍼療法に関するランダム化比較試験は 8 編であった[1-6]（文献 2，6 が各 2 編）。鍼療法の実施方法には，実際に鍼を刺入する方法[3-5]，刺入した鍼に低周波電流を流す「電気鍼」を用いる方法[2,6]，レーザーによる刺激を用いる方法[1]があった。ただし，1 編[3]は鍼療法と灸療法の組み合わせを用いる方法であった。また，小児を対象とする研究を含んでいた[1,5]。

①益のまとめ

ランダム化比較試験 8 編のうちデータ統合可能であったランダム化比較試験 3 編[1,3,4]のメタアナリシスにおいて，鍼療法は，鍼療法を実施しない対照群に対して嘔吐抑制には効果を認めないものの，悪心抑制に効果がある可能性が示唆された〔RR 0.76（95％CI：0.60-0.97，$p＝0.0251$）〕。その他のランダム化比較試験 5 編[2,5,6]は，結果が一定しなかった。エビデンスの強さは C（弱）。

②害のまとめ

　ランダム化比較試験5編[2-5]（文献2が2編）のうち統合可能であったランダム化比較試験2編[3,4]では，鍼療法に伴う有害事象は，鍼療法を併施しなかった対照群と比べて有害事象の発現頻度に有意な差はなかったが，エビデンスの強さはC（弱）であった。

③患者の価値観・好み

　患者のライフスタイルや価値観によっては非薬物療法が好まれる場合があるものの，手間や費用などの負担を考慮すると，エビデンスが弱く効果が確実でない介入方法の実施は望まれない場合が多い。しかしながら個別のケースでは，患者のライフスタイルや価値観・好みを反映し，益と害，コストのバランスを踏まえて慎重に検討する余地がある。

④コスト・資源

　鍼療法に伴う人的資源やその他のコスト・資源について評価した研究は抽出されなかったため，評価不能であった。

⑤総括

　鍼療法は嘔吐に対する効果は認めないものの，悪心に対して効果を有する可能性が示唆された。また，鍼療法に伴う有害事象の発現頻度は有意に高いものではなかった。エビデンスの強さはいずれもC（弱）であり，さらに，国内におけるほとんどの医療施設の現状は鍼療法を実施する体制にない。

●経皮的電気刺激療法

　2回のスクリーニングを経て抽出された89編の文献のうち，経皮的電気刺激療法に関するランダム化比較試験は11編[7-14]であり，そのうち成人患者を対象とする研究が9編[7,8,10,11,13,14]（文献7，10，11が各2編），年齢不明の研究が2編[9,12]であった。介入方法は，いずれもP6を電気刺激するリストバンドを用いた。P6とは中国医学で「内関」と呼ばれる経穴で，上腕内側中央で手関節から約6cm近位を指す。

　11編[7-14]のうち，10編のランダム化比較試験で特定の腕時計型リストバンドを用いた[7-12,14]（文献7，10，11が各2編）。その他1編[13]の文献でも同様のリストバンドを用いたが，上述した10編のランダム化比較試験と同じリストバンドであるか否かを判別できる記載はなかった。

①益のまとめ

　嘔吐抑制でランダム化比較試験9編[8-14]が抽出された（文献10，11が各2編）。ランダム化比較試験1編[8]で介入群における中等度以上の嘔吐割合が有意に少なかったが，その他8編のランダム化比較試験[9-14]（文献10，11が各2編）では差はないか，解析が行われなかった。ランダム化比較試験4編[8,10,13]（文献10が2編）が統合可能で，統合した結果，経皮的電気刺激療法による介入群と，経皮的電気刺激療法を実施しない対照群で有意な差はなかった。エビデンスの強さはB（中）であった。

　悪心抑制でランダム化比較試験11編[7-14]が抽出された（文献7，10，11が各2編）。1編[8]で介入群における中等度以上の悪心割合が有意に少なかったが，その他のランダム化比較試験10編[7,9-14]（文献7，10，11が各2編）では差はないか，解析が行われなかった。ランダム化比較試験3編[8,12,13]が統合可能で，統合した結果，介入群と対照群で有意な効果は認めなかった。エビデンスの強さはC（弱）。

②害のまとめ

　有害事象について抽出されたランダム化比較試験は2編[8,13]で，数値による統合可能な研究はなかったが，両群で有害事象の発現割合に有意な差はなかった。エビデンスの強さはC（弱）。

③患者の価値観・好み

　患者のライフスタイルや価値観によっては非薬物療法が好まれる場合があるものの，経皮的電気刺激療法は悪心・嘔吐抑制の有効性を示さなかった。手間や費用などの負担を考慮すると，効果の明らかでない介入方法の実施は望まれない場合が多い。

④コスト・資源

　経皮的電気刺激療法に伴う人的資源やその他のコスト・資源について評価した研究は抽出されなかったため，評価不能であった。

⑤総括

　経皮的電気刺激療法は嘔吐および悪心の抑制効果を有意に示さなかった。エビデンスの強さは嘔吐抑制でB（中），悪心抑制でC（弱）であった。

●指圧療法

　2回のスクリーニングを経て抽出された89編の文献のうち，指圧療法に関するランダム化比較試験は15編[15-25]（文献16，18，19，23が各2編）であった。そのうち，成人患者を対象とした研究が4編[20-22,24]，小児を含む研究が7編[15,16,18,23]（文献16，18，23が各2編），年齢不明の研究が4編[17,19,25]（文献19が2編）であった。指圧療法の実施方法は，P6を指圧するリストバンド，または耳介指圧のどちらかを採用していた。

①益のまとめ

　指圧療法による嘔吐・悪心抑制を評価した研究は多く，嘔吐抑制に関してランダム化比較試験14編[15,16,18-25]（文献16，18，19，23が各2編），悪心抑制に関してランダム化比較試験15編[15-25]（文献16，18，19，23が各2編）が抽出されたが，数値として統合できる形で報告した研究は少なく，嘔吐抑制，悪心抑制ともにランダム化比較試験3編[15,16]（文献16が2編）のみであった。統合した結果，嘔吐抑制，悪心抑制とも明らかな効果を認めなかった。エビデンスの強さはいずれもD（非常に弱い）。

②害のまとめ

　指圧療法による害は，指圧療法を実施しない対照群に対して，有害事象に有意差はなかった〔ランダム化比較試験6編[15,16,18,20]（文献16，18が各2編）のうち2編[15,20]が統合可能であった〕。エビデンスの強さはC（弱）。

③患者の価値観・好み

　患者のライフスタイルや価値観によっては非薬物療法が好まれる場合があるものの，指圧療法は悪心・嘔吐抑制の有効性を示さなかった。手間や費用などの負担を考慮すると，効果の明らかでない介入方法の実施は望まれない場合が多い。

④コスト・資源

　指圧療法に伴う人的資源を評価したランダム化比較試験は抽出されなかった。人的資源以外のコスト・資源を評価した2編のランダム化比較試験[16]では，いずれも有意差はなかった。いずれも小児を含む研究であった。数値による統合ができる研究はなかった。エビデンスの強さはD（非常に弱い）。

⑤総括

　指圧療法による嘔吐および悪心の抑制効果は有意に示されなかった。エビデンスの強さは嘔吐抑制，悪心抑制ともにD（非常に弱い）であった。

●運動療法

2回のスクリーニングを経て抽出された89編の文献のうち，運動療法に関するランダム化比較試験は3編[26,27]（文献26が2編）であった。van Waartら[26]の研究では，患者が自宅で軽度の運動を週5回30分以上行う群と，中程度から強度の負荷運動および有酸素運動を週2回30分以上，理学療法士の指導下に行う群，対照群の3群に分けて比較した。Leeら[27]の研究では，最軽度～中程度の有酸素運動を週3回20分以上行う介入群と，対照群を比較した。

①益のまとめ

悪心・嘔吐抑制に関して抽出されたランダム化比較試験は2編[26]で，いずれも対象者の詳細が不明であり，悪心と嘔吐を区別せずに評価していた。軽度運動を行う介入群と，中程度から強度の運動を行う介入群の2つを対照群と比較し，いずれも介入群のほうが悪心・嘔吐の程度が有意に低かった〔参考値MD −6.45（95%CI：−10.36−−2.54，$p=0.0012$）〕。しかし，悪心・嘔吐の抑制人数が不明であり，統合できなかった。エビデンスの強さはD（非常に弱い）。

悪心抑制に関して抽出されたランダム化比較試験は3編[26,27]で，そのうち1編[27]では両群間に有意差はみられなかった。このランダム化比較試験（Leeら[27]）では3群に無作為に割り付けているのに結果は2群として解析しており，非直接性が高いと判断した。van Waartら[26]は悪心と嘔吐を区別せずに評価しており，悪心のみを評価することはできない。これら3編のランダム化比較試験[26,27]は悪心・嘔吐の抑制人数が不明で統合できなかった。エビデンスの強さはD（非常に弱い）。

②害のまとめ

有害事象について扱った研究は抽出されなかったため，評価不能であった。

③患者の価値観・好み

患者のライフスタイルや価値観によっては非薬物療法が好まれる場合があるものの，手間や費用などの負担を考慮すると，エビデンスが弱く，効果が確実でない介入方法の実施は望まれない場合が多い。しかしながら個別のケースでは，患者のライフスタイルや価値観・好みを反映し，益と害，コストのバランスを踏まえて慎重に検討する余地がある。

④コスト・資源

運動療法に伴う人的資源やその他のコスト・資源について評価した研究は抽出されなかったため，評価不能であった。

⑤総括

運動療法による悪心・嘔吐の抑制効果を有意に示す研究があったが，エビデンスの強さはD（非常に弱い）であった。

●漸進的筋弛緩法

漸進的筋弛緩法は，身体各所の筋肉の緊張と弛緩を繰り返すことによって，心身の緊張を和らげる方法である。

2回のスクリーニングを経て抽出された89編の文献のうち，漸進的筋弛緩法に関するランダム化比較試験は13編であった[28-38]（文献38が3編）。

①益のまとめ

嘔吐抑制に関してランダム化比較試験12編[28,29,31-38]が抽出された。一部に複合支援が含まれていた。具体的な数値で報告した研究は2編しかなく[34,35]，これらも嘔吐と悪心を区別せずに扱っており，漸進的筋弛緩法と催眠療法[34]ないしイメージ導入法[35]を組み合わせた介入群を対照群と比較していた。

これらも統合できなかった。

悪心抑制に関してランダム化比較試験13編が抽出された[28-38]（文献38が3編）。うち2編[34,35]は悪心と嘔吐を区別せずに扱っていた。また，一部に複合支援が含まれていた。具体的数値で報告した研究は3編しかなく[30,34,35]，これらも統合できなかった。そのうち1編[30]が複合支援によらない漸進的筋弛緩法のみによる介入群を対照群と比較したが，有効性の差はなかった。エビデンスの強さはいずれもD（非常に弱い）。

②害のまとめ

有害事象について扱った研究は抽出されなかったため，評価不能であった。

③患者の価値観・好み

患者のライフスタイルや価値観によっては非薬物療法が好まれる場合があるものの，漸進的筋弛緩法は悪心・嘔吐抑制の有効性を示さなかった。手間や費用などの負担を考慮すると，効果の明らかでない介入方法の実施は望まれない場合が多い。

④コスト・資源

漸進的筋弛緩法に伴う人的資源やその他のコスト・資源について評価した研究は抽出されなかったため，評価不能であった。

⑤総括

漸進的筋弛緩法は嘔吐および悪心の抑制効果を有意に示さなかった。エビデンスの強さはD（非常に弱い）であった。

●ヨガ療法

2回のスクリーニングを経て抽出された89編の文献のうち，ヨガ療法に関するランダム化比較試験は2編であった[39,40]。Kothariら[39]の研究では，がん薬物療法の各サイクルでがん薬物療法実施の2日前にヨガとプラーナーヤーマ（ヨガにおける呼吸法，調気法）を指導者のもとで1時間行い，がん薬物療法実施の各サイクルの間も自宅でヨガとプラーナーヤーマを自分で行うよう指示した。Anestinら[40]の研究では，毎週1回90分のヨガを行うセッションで，5人のグループを1人の指導者が指導するプログラムを実施した。また，DVD（20分および40分のセッション）と介入プログラムの解説資料を参加者に渡した。どちらの研究でも，ヨガ療法による介入群を，ヨガ療法を実施しない対照群と比較した。

①益のまとめ

嘔吐・悪心抑制として評価している研究が少なく，嘔吐抑制も悪心抑制もともにランダム化比較試験2編[39,40]が抽出された。Kothariら[39]の研究では，ヨガ療法による介入群で対照群に対して嘔吐割合が有意に低かったが，Anestinら[40]の研究では有意差はなかった。2編の研究を統合した結果，嘔吐抑制も悪心抑制も，ヨガ療法による介入群は，ヨガ療法による介入を行わない対照群に対して有効性を示さなかった。エビデンスの強さは嘔吐抑制，悪心抑制ともにC（弱）。

②害のまとめ

有害事象について扱った研究は抽出されなかったため，評価不能であった。

③患者の価値観・好み

患者のライフスタイルや価値観によっては非薬物療法が好まれる場合があるものの，ヨガ療法は悪心・嘔吐抑制の有効性を示さなかった。手間や費用などの負担を考慮すると，効果の明らかでない介入方法の実施は望まれない場合が多い。

④コスト・資源

　ヨガ療法に伴う人的資源やその他のコスト・資源について評価した研究は抽出されなかったため，評価不能であった。

⑤総括

　ヨガ療法は嘔吐および悪心の抑制効果を有意に示さなかった。エビデンスの強さは嘔吐抑制，悪心抑制ともにC（弱）であった。

●アロマ療法

　2回のスクリーニングを経て抽出された89編の文献のうち，アロマ療法に関するランダム化比較試験は3編であった[41,42]（文献42が2編）。Luaら[41]の研究では，生姜エッセンシャルオイルによるアロマ療法を行う介入群を，生姜の香りがするだけのオイルを用いたプラセボによる対照群と比較した。水晶製の小瓶のようなペンダントにエッセンシャルオイルないしプラセボを入れてネックレスで首にぶら下げ，鼻から約20cmの場所に5日間昼夜を通してかけておく。毎日3回以上，悪心・嘔吐の症状がなくてもネックレスを鼻の直下に保持し，各2分間以上深呼吸する。Evansら[42]の研究では，生姜エッセンシャルオイル用いたアロマ療法による介入群を，香りのない水の吸入による対照群，および香りのある乳児用シャンプー吸入によるプラセボを用いた対照群と比較した（ランダム化比較試験2編）。

①益のまとめ

　嘔吐抑制に関してランダム化比較試験1編[41]が成人女性を対象とした研究であり，対照群に比して有意な効果を認めなかった。エビデンスの強さはD（非常に弱い）。

　悪心抑制に関してランダム化比較試験3編が抽出されたが[41,42]（文献42が2編），そのうち悪心抑制を数値として読み取れるのは1編で[41]，介入群において対照群に対して悪心が有意に軽減した。エビデンスの強さはD（非常に弱い）。

②害のまとめ

　有害事象（害）について抽出されたランダム化比較試験は1編[41]で，対照群に比して有意な差はなかった。エビデンスの強さはD（非常に弱い）。

③患者の価値観・好み

　患者のライフスタイルや価値観によっては非薬物療法が好まれる場合があるものの，手間や費用などの負担を考慮すると，エビデンスが弱く，効果が確実でない介入方法の実施は望まれない場合が多い。しかしながら個別のケースでは，患者のライフスタイルや価値観・好みを反映し，益と害，コストのバランスを踏まえて慎重に検討する余地がある。

④コスト・資源

　アロマ療法に伴う人的資源やその他のコスト・資源について評価した研究は抽出されなかったため，評価不能であった。

⑤総括

　アロマ療法は嘔吐の抑制効果を示さず〔エビデンスの強さはD（非常に弱い）〕，悪心抑制効果をエビデンスの強さD（非常に弱い）で示した。効果の明らかでない治療法を実施することは，手間や費用の点から望まれない場合が多い。しかし，患者のライフスタイルや価値観によっては，アロマ療法のような薬物に頼らない方法によって悪心・嘔吐の抑制効果が得られることが好まれる可能性がある。個別のケースでは患者のライフスタイルや価値観・好みを反映し，益と害，コストのバランスを

踏まえて慎重に検討する余地がある。

●食事療法

　2回のスクリーニングを経て抽出された89編の文献のうち，食事療法に関するランダム化比較試験は3編[43-45]であった。Abdollahiら[44]とNajafiら[45]の研究では，以下のような食事療法を介入群で実施した。個々の患者に適した食事をがん薬物療法実施前に毎回提供する。対面で栄養指導を行う。具体的指導内容は，少量を頻回に食べる。冷たいか室温程度の食事を摂る。暖かい場所で食事をしない。食事の前後に口をゆすぐ。食後1時間以上は頭をもたげたり寝転んだりしない。スパイスの効いた食物や甘さの強いもの，脂っこいもの，揚げ物を避ける。ミキサーをかけた物，柔らかい物，消化の良い食物を摂る。強いにおいがない食物を摂る。氷入り飲物または凍らせたジュースを飲む。ジンジャーエール，リンゴジュース等の透明で冷たい飲物を摂る。レモンドロップやミントなど良い香りがするキャンディーを口に入れ，悪い味がしないようにする。がん薬物療法を受けた後にゆっくり深呼吸してリラックスする等。Ingersollら[43]は，がん薬物療法のサイクルごとに投与後1週間は毎食前にグレープフルーツジュースを飲むことを介入群で実施した。対照群はプラセボを用いた。

　なお，これらの介入法は，悪心・嘔吐に対する食事療法であり，「食事療法」という用語から一般的にイメージされる方法とは異なることに注意する。

①益のまとめ

　嘔吐抑制，悪心抑制ともに同じランダム化比較試験3編[43-45]が抽出された。嘔吐抑制に関してランダム化比較試験2編[43,44]が統合可能で，その結果，介入群と対照群で有意な差はなかった。エビデンスの強さはC（弱）。悪心抑制に関してランダム化比較試験3編[43-45]はいずれも検定を行っておらず，統合できる数値での報告はなかった。エビデンスの強さはD（非常に弱い）。

②害のまとめ

　有害事象について扱った研究は抽出されなかったため，評価不能であった。しかしながらグレープフルーツジュースは，制吐薬物療法を含む薬物療法全般において，相互作用が明らかで添付文書に記載されている薬剤が多数存在する。これらの薬物動態上の変化も害の一つとして認識されることは重要であり，今後の研究における課題と考えられる。

③患者の価値観・好み

　患者のライフスタイルや価値観によっては非薬物療法が好まれる場合があるものの，食事療法は悪心・嘔吐抑制の有効性を示さなかった。手間や費用などの負担を考慮すると，効果の明らかでない介入方法の実施は望まれない場合が多い。

④コスト・資源

　食事療法に伴う人的資源やその他のコスト・資源について評価した研究は抽出されなかったため，評価不能であった。

⑤総括

　嘔吐抑制では有意な差はなく，悪心抑制では数値評価と検定が行われず，評価困難であった。嘔吐抑制のエビデンスの強さはC（弱），悪心抑制のエビデンスの強さはD（非常に弱い）。

●音楽療法

　2回のスクリーニングを経て抽出された89編の文献のうち，音楽療法に関するランダム化比較試験は4編[46-48]（文献46が2編）であり，いずれも音楽を聴く介入であった。Moradianら[46]の研究では制

吐目的に特化して開発された特定の音楽プログラムを用いる介入群と，リラックスさせる通常の音楽を用いる介入群を，各々対照群と比較した（ランダム化比較試験2編）。Lima ら[47]の研究ではリラックスさせる音楽を用いる介入群を，Ezzone ら[48]の研究では患者が自分で選んだ45分間の音楽を用いる介入群を，各々対照群と比較した。

①益のまとめ

嘔吐抑制に関して抽出されたランダム化比較試験は4編[46-48]で，うち2編のランダム化比較試験[47,48]では介入群で嘔吐割合が有意に少なかったが，他2編[46]では有意差はなかった。3編[46,47]が統合可能であり，統合した結果，音楽療法による介入群と対照群で有意差はなかった。

悪心抑制に関して抽出されたランダム化比較試験は4編[46-48]で，うち1編[48]は介入群で対照群に対して悪心割合が有意に少なかったが，3編[46,47]で有意差はなかった。3編が統合可能であり[46,47]，統合した結果，有意差はなかった。

エビデンスの強さは嘔吐抑制，悪心抑制ともにB（中）であった。

②害のまとめ

有害事象について扱った研究は抽出されなかったため，評価不能であった。

③患者の価値観・好み

患者のライフスタイルや価値観によっては非薬物療法が好まれる場合があるものの，音楽療法は悪心・嘔吐抑制の有効性を示さなかった。手間や費用などの負担を考慮すると，効果の明らかでない介入方法の実施は望まれない場合が多い。

④コスト・資源

音楽療法に伴う人的資源やその他のコスト・資源について評価した研究は抽出されなかったため，評価不能であった。

⑤総括

音楽療法は嘔吐および悪心の抑制効果を有意に示さなかった。エビデンスの強さはB（中）であった。

●その他の技法

以下はランダム化比較試験が1編のみ抽出された介入技法（7技法）であるが，いずれも非直接性が高く，評価困難と考える。エビデンスの強さはいずれもD（非常に弱い）であった。

[呼吸法]

Aybar ら[49]の研究では，患者にあらかじめ約15〜20分間呼吸法を練習する指導を行い，「悪心・嘔吐を軽減するための呼吸法ガイドライン」を手渡し，自宅で悪心・嘔吐を感じたら5分以上呼吸法を実施するよう指示する介入群を，これらの介入を行わず，対照群と比較した。

この研究では，嘔吐と悪心の人数を読み取れず，嘔吐と悪心の強度についてのVAS平均値で報告しており，非直接性が高い。

[患者教育]

Williams ら[50]の研究では，がん薬物療法の副作用に対する栄養面での対処と，疲労，不安，不眠に対処するための運動とリラクセーション技法について情報を録音した20分間のオーディオテープ2本と，テープに録音された説明内容を文章に書き落とした教材を患者に渡す介入群を，それらの介入を行わない対照群と比較した。

この研究では，嘔吐と悪心を区別せず同一に評価している。非直接性が高い。介入群と対照群で，

悪心・嘔吐の頻度と平均強度に有意差はなかった。

[オステオパシー療法]

オステオパシーとは，身体の歪みなどを調べ，身体の本来の機能を取り戻し，健康に導くことを目的とした一種の整体法である。「整骨療法」と呼ぶこともある。

Lagrange ら[51]の研究では，がん薬物療法の最初の3サイクルで各サイクルのがん薬物療法実施前に患者がオステオパシー療法を15分間受けた。治療者が手で胸部を押し，胸壁および横隔膜を筋弛緩させる方法を用いた。この介入群を，胸壁と腹部を深く押さない表面的手技による対照群と比較した。

この研究では，嘔吐と悪心を区別せず同一に評価している。非直接性が高い。介入群と対照群で悪心・嘔吐の頻度に有意差が示されなかった。

[リフレクソロジー療法]

リフレクソロジーとは，主として足底（手掌などを含む場合もある）の特定部位を押すことによりいわゆる「反射」が起きて，特定の器官や腺や身体システムにつながる神経路が形成されるとの考えに基づき，疲労の改善などを図る代替療法である。「反射療法」と呼ぶこともある。

Wyatt ら[52]の研究では，介入群において，「9つの乳がんに特異的な反射面」とする部位を親指で歩行時に受ける程度の圧力で押すリフレクソロジーのセッションを30分間行った。対照群では，リフレクソロジーに類似した方法で親指で押すが，歩行時に受ける程度の圧力で深く押すことはなく，「9つの乳がんに特異的な反射面」を刺激しない介入を用いた。

この研究では，嘔吐抑制を評価していない。悪心強度の平均値で報告しており，具体的な悪心の人数を読み取れない。非直接性が高い。介入群と対照群で悪心強度の平均値に有意差はなかった。

[マッサージ療法]

Post-White ら[53]の研究では，治療者の手によるマッサージで筋および結合織を深く押す介入群を，身体の表面に浅く触れるヒーリングタッチによる対照群，ならびに治療者が患者に付き添う対照群と比較した。いずれの介入でも，がん薬物療法の実施直前に45分間のセッションを毎週1回4週間にわたって実施した。4週間の介入後に，患者を別の介入群に割り付け，さらに4週間の介入を行った。いずれのセッションでも，柔らかなピアノ演奏の音楽と自然の音のCDを流した。セッションの冒頭で，呼吸に集中し，それ以外の思考を遮断するよう指示した。

この研究では，嘔吐抑制を評価していない。アウトカムを悪心強度の平均値で報告しており，具体的な悪心人数を読み取れない。非直接性が高い。悪心強度の平均値でも，介入群と対照群で有意差はなかった。

[患者教育（情報提供と指導）・栄養相談・リラクセーション法（リラックスタッチとマッサージ）による複合介入]

Jahn ら[54]の研究では，患者教育（情報提供と指導）（20〜30分間）・栄養相談（20〜30分間）・リラクセーション法（リラックスタッチとマッサージ）（20〜30分間）と最適な制吐薬物療法による複合介入を実施するプログラムによる介入群を，制吐薬物療法のみによる対照群と比較した。

この研究では，アウトカムが悪心・嘔吐と食思不振，体重減少の合計得点を扱っており，悪心・嘔吐を評価できない。非直接性が高い。

[ベッドサイドウェルネス療法]

Oyama ら[55]の研究では，新たに開発したバーチャルリアリティの機器を用いる介入群を，これらの介入を行わない対照群と比較した。バーチャルリアリティの機器では，液晶ディスプレイによる視覚において患者が湖，森林，田舎町の風景のいずれかを好みによって選択し，聴覚では3Dサウンドシ

ステムを用い，ヘッドフォンかスピーカーを患者が好みによって選択した。さらに，アロマの香りが
する微風を送る装置を組み合わせた。臥床している患者にも歩行できる外来患者にも適合する下肢の
システムを用いた。各セッションは約20分間で，がん薬物療法の際に同時に実施した。がん薬物療法
の実施時間が長くなる場合は，患者は休憩した後に最初から繰り返してセッションを行うことができ
た。

　この研究では，嘔吐抑制のアウトカムを図示しているのみで，具体的数値を読み取れない。悪心抑
制は評価していない。非直接性が高い。さらに，新たに開発したバーチャルリアリティの特定の機器
を用いており，医療現場での一般的実践に応用しにくい。

参考文献

鍼療法

1) Varejão CDS, Santo FHDE. Laser Acupuncture for Relieving Nausea and Vomiting in Pediatric Patients Undergoing Chemotherapy：A Single-Blind Randomized Clinical Trial. J Pediatr Oncol Nurs. 2019；36：44-54.

2) McKeon C, Smith CA, Gibbons K, et al. EA versus sham acupuncture and no acupuncture for the control of acute and delayed chemotherapy-induced nausea and vomiting：a pilot study. Acupunct Med. 2015；33：277-83.

3) Liu YQ, Sun S, Dong HJ, et al. Wrist-ankle acupuncture and ginger moxibustion for preventing gastrointestinal reactions to chemotherapy：A randomized controlled trial. Chin J Integr Med. 2015；21：697-702.

4) Rithirangsriroj K, Manchana T, Akkayagorn L. Efficacy of acupuncture in prevention of delayed chemotherapy induced nausea and vomiting in gynecologic cancer patients. Gynecol Oncol. 2015；136：82-6.

5) Reindl TK, Geilen W, Hartmann R, et al. Acupuncture against chemotherapy-induced nausea and vomiting in pediatric oncology. Interim results of a multicenter crossover study. Support Care Cancer. 2006；14：172-6.

6) Shen J, Wenger N, Glaspy J, et al. Electroacupuncture for control of myeloablative chemotherapy-induced emesis：A randomized controlled trial. JAMA. 2000；284：2755-61.

経皮的電気刺激療法

7) Roscoe JA, Morrow GR, Bushunow P, et al. Acustimulation wristbands for the relief of chemotherapy-induced nausea. Altern Ther Health Med. 2002；8：56-7, 59-63.

8) Guo WC, Wang F. Effect of nerve electrical stimulation for treating chemotherapy-induced nausea and vomiting in patients with advanced gastric cancer：A randomized controlled trial. Medicine (Baltimore). 2018；97：e13620.

9) Roscoe JA, Morrow GR, Hickok JT, et al. The efficacy of acupressure and acustimulation wrist bands for the relief of chemotherapy-induced nausea and vomiting. A University of Rochester Cancer Center Community Clinical Oncology Program multicenter study. J Pain Symptom Manage. 2003；26：731-42.

10) Roscoe JA, Matteson SE, Morrow GR, et al. Acustimulation wrist bands are not effective for the control of chemotherapy-induced nausea in women with breast cancer. J Pain Symptom Manage. 2005；29：376-84.

11) Ozgür Tan M, Sandikçi Z, Uygur MC, et al. Combination of transcutaneous electrical nerve stimulation and ondansetron in preventing cisplatin-induced emesis. Urol Int. 2001；67：54-8.

12) Pearl ML, Fischer M, McCauley DL, et al. Transcutaneous electrical nerve stimulation as an adjunct for controlling chemotherapy-induced nausea and vomiting in gynecologic oncology patients. Cancer Nurs. 1999；22：307-11.

13) Xiao Y, Liu J, Liu YC, et al. Phase Ⅱ study on EANI combined with hydrochloride palonosetron for prevention of chemotherapy-induced nausea and vomiting following highly emetogenic chemotherapy. Asian Pac J Cancer Prev. 2014；15：3951-4.

14) Treish I, Shord S, Valgus J, et al. Randomized double-blind study of the Reliefband as an adjunct to standard antiemetics in patients receiving moderately-high to highly emetogenic chemotherapy. Support Care Cancer. 2003；11：516-21.

指圧療法

15) Dupuis LL, Kelly KM, Krischer JP, et al. Acupressure bands do not improve chemotherapy-induced nausea control in pediatric patients receiving highly emetogenic chemotherapy：A single-blinded, randomized con-

非薬物療法による制吐療法

trolled trial. Cancer. 2018 ; 124 : 1188-96.

16) Molassiotis A, Russell W, Hughes J, et al. The effectiveness and cost-effectiveness of acupressure for the control and management of chemotherapy-related acute and delayed nausea : Assessment of Nausea in Chemotherapy Research (ANCHoR), a randomised controlled trial. Health Technol Assess. 2013 ; 17 : 1-114.

17) Genç A, Can G, Aydiner A. The efficiency of the acupressure in prevention of the chemotherapy-induced nausea and vomiting. Support Care Cancer. 2013 ; 21 : 253-61.

18) Jones E, Isom S, Kemper KJ, et al. Acupressure for chemotherapy-associated nausea and vomiting in children. J Soc Integr Oncol. 2008 ; 6 : 141-5.

19) Dibble SL, Luce J, Cooper BA, et al. Acupressure for chemotherapy-induced nausea and vomiting : a randomized clinical trial. Oncol Nurs Forum. 2007 ; 34 : 813-20.

20) Molassiotis A, Helin AM, Dabbour R, et al. The effects of P6 acupressure in the prophylaxis of chemotherapy-related nausea and vomiting in breast cancer patients. Complement Ther Med. 2007 ; 15 : 3-12.

21) Dibble SL, Chapman J, Mack KA, et al. Acupressure for nausea : results of a pilot study. Oncol Nurs Forum. 2000 ; 27 : 41-7.

22) Eghbali M, Yekaninejad MS, Varaei S, et al. The effect of auricular acupressure on nausea and vomiting caused by chemotherapy among breast cancer patients. Complement Ther Clin Pract. 2016 ; 24 : 189-94.

23) Yeh CH, Chien LC, Chiang YC, et al. Reduction in nausea and vomiting in children undergoing cancer chemotherapy by either appropriate or sham auricular acupuncture points with standard care. J Altern Complement Med. 2012 ; 18 : 334-40.

24) Vallim ETA, Marques ADCB, Coelho RCFP, et al. Auricular acupressure in the quality of life of women with breast cancer : a randomized clinical trial. Rev Esc Enferm USP. 2019 ; 53 : e03525.

25) Roscoe JA, Morrow GR, Hickok JT, et al. The efficacy of acupressure and acustimulation wrist bands for the relief of chemotherapy-induced nausea and vomiting. A University of Rochester Cancer Center Community Clinical Oncology Program multicenter study. J Pain Symptom Manage. 2003 ; 26 : 731-42.

運動療法

26) van Waart H, Stuiver MM, van Harten WH, et al. Effect of Low-Intensity Physical Activity and Moderate- to High-Intensity Physical Exercise During Adjuvant Chemotherapy on Physical Fitness, Fatigue, and Chemotherapy Completion Rates : Results of the PACES Randomized Clinical Trial. J Clin Oncol. 2015 ; 33 : 1918-27.

27) Lee J, Dodd MJ, Dibble SL, et al. Nausea at the end of adjuvant cancer treatment in relation to exercise during treatment in patients with breast cancer. Oncol Nurs Forum. 2008 ; 35 : 830-5.

漸進的筋弛緩法

28) Molassiotis A, Yung HP, Yam BM, et al. The effectiveness of progressive muscle relaxation training in managing chemotherapy-induced nausea and vomiting in Chinese breast cancer patients : a randomised controlled trial. Support Care Cancer. 2002 ; 10 : 237-46.

29) Molassiotis A. A pilot study of the use of progressive muscle relaxation training in the management of post-chemotherapy nausea and vomiting. Eur J Cancer Care (Engl). 2000 ; 9 : 230-4.

30) Lerman C, Rimer B, Blumberg B, et al. Effects of coping style and relaxation on cancer chemotherapy side effects and emotional responses. Cancer Nurs. 1990 ; 13 : 308-15.

31) Arakawa S. Relaxation to reduce nausea, vomiting, and anxiety induced by chemotherapy in Japanese patients. Cancer Nurs. 1997 ; 20 : 342-9.

32) Burish TG, Lyles JN. Effectiveness of relaxation training in reducing adverse reactions to cancer chemotherapy. J Behav Med. 1981 ; 4 : 65-78.

33) Burish TG, Carey MP, Krozely MG, et al. Conditioned side effects induced by cancer chemotherapy : prevention through behavioral treatment. J Consult Clin Psychol. 1987 ; 55 : 42-8.

34) Jacknow DS, Tschann JM, Link MP, et al. Hypnosis in the prevention of chemotherapy-related nausea and vomiting in children : a prospective study. J Dev Behav Pediatr. 1994 ; 15 : 258-64.

35) Charalambous A, Giannakopoulou M, Bozas E, et al. Guided Imagery And Progressive Muscle Relaxation as a Cluster of Symptoms Management Intervention in Patients Receiving Chemotherapy : A Randomized Control Trial. PLoS One. 2016 ; 11 : e0156911.

36) Vasterling J, Jenkins RA, Tope DM, et al. Cognitive distraction and relaxation training for the control of side effects due to cancer chemotherapy. J Behav Med. 1993 ; 16 : 65-80.

37) Arakawa S. Use of relaxation to reduce side effects of chemotherapy in Japanese patients. Cancer Nurs. 1995 ; 18 : 60-6.

38) Burish TG, Jenkins RA. Effectiveness of biofeedback and relaxation training in reducing the side effects of cancer chemotherapy. Health Psychol. 1992 ; 11 : 17-23.

ヨガ療法

39) Kothari TO, Jakhar SL, Bothra D, et al. Prospective randomized trial of standard antiemetic therapy with yoga versus standard antiemetic therapy alone for highly emetogenic chemotherapy-induced nausea and vomiting in South Asian population. J Cancer Res Ther. 2019 ; 15 : 1120-3.

40) Anestin AS, Dupuis G, Lanctôt D, et al. The Effects of the Bali Yoga Program for Breast Cancer Patients on Chemotherapy-Induced Nausea and Vomiting : Results of a Partially Randomized and Blinded Controlled Trial. J Evid Based Complementary Altern Med. 2017 ; 22 : 721-30.

アロマ療法

41) Lua PL, Salihah N, Mazlan N. Effects of inhaled ginger aromatherapy on chemotherapy-induced nausea and vomiting and health-related quality of life in women with breast cancer. Complement Ther Med. 2015 ; 23 : 396-404.

42) Evans A, Malvar J, Garretson C, et al. The Use of Aromatherapy to Reduce Chemotherapy-Induced Nausea in Children With Cancer : A Randomized, Double-Blind, Placebo-Controlled Trial. J Pediatr Oncol Nurs. 2018 ; 35 : 392-8.

食事療法

43) Ingersoll GL, Wasilewski A, Haller M, et al. Effect of concord grape juice on chemotherapy-induced nausea and vomiting : results of a pilot study. Oncol Nurs Forum. 2010 ; 37 : 213-21.

44) Abdollahi R, Najafi S, Razmpoosh E, et al. The Effect of Dietary Intervention Along with Nutritional Education on Reducing the Gastrointestinal Side Effects Caused by Chemotherapy Among Women with Breast Cancer. Nutr Cancer. 2019 ; 71 : 922-30.

45) Najafi S, Haghighat S, Raji Lahiji M, et al. Randomized Study of the Effect of Dietary Counseling During Adjuvant Chemotherapy on Chemotherapy Induced Nausea and Vomiting, and Quality of Life in Patients With Breast Cancer. Nutr Cancer. 2019 ; 71 : 575-84.

音楽療法

46) Moradian S, Walshe C, Shahidsales S, et al. Nevasic audio program for the prevention of chemotherapy induced nausea and vomiting : A feasibility study using a randomized controlled trial design. Eur J Oncol Nurs. 2015 ; 19 : 282-91.

47) Lima TU, Moura ECR, Oliveira CMB, et al. Impact of a Music Intervention on Quality of Life in Breast Cancer Patients Undergoing Chemotherapy : A Randomized Clinical Trial. Integr Cancer Ther. 2020 ; 19 : 1534735420938430.

48) Ezzone S, Baker C, Rosselet R, et al. Music as an adjunct to antiemetic therapy. Oncol Nurs Forum. 1998 ; 25 : 1551-6.

呼吸法

49) Aybar DO, Kılıc SP, Çınkır HY. The effect of breathing exercise on nausea, vomiting and functional status in breast cancer patients undergoing chemotherapy. Complement Ther Clin Pract. 2020 ; 40 : 101213.

患者教育

50) Williams SA, Schreier AM. The effect of education in managing side effects in women receiving chemotherapy for treatment of breast cancer. Oncol Nurs Forum. 2004 ; 31 : E16-23.

オステオパシー療法

51) Lagrange A, Decoux D, Briot N, et al. Visceral osteopathic manipulative treatment reduces patient reported digestive toxicities induced by adjuvant chemotherapy in breast cancer : A randomized controlled clinical study. Eur J Obstet Gynecol Reprod Biol. 2019 ; 241 : 49-55.

リフレクソロジー療法

52) Wyatt G, Sikorskii A, Rahbar MH, et al. Health-related quality-of-life outcomes : a reflexology trial with patients with advanced-stage breast cancer. Oncol Nurs Forum. 2012 ; 39 : 568-77.

マッサージ療法

53) Post-White J, Kinney ME, Savik K, et al. Therapeutic massage and healing touch improve symptoms in cancer.

VI

非薬物療法による制吐療法

Integr Cancer Ther. 2003；2：332-44.

患者教育（情報提供と指導）・栄養相談・リラクセーション法（リラックスタッチとマッサージ）による複合介入

54）Jahn P, Renz P, Stukenkemper J, et al. Reduction of chemotherapy-induced anorexia, nausea, and emesis through a structured nursing intervention：a cluster-randomized multicenter trial. Support Care Cancer. 2009；17：1543-52.

ベッドサイドウェルネス療法

55）Oyama H, Kaneda M, Katsumata N, et al. Using the bedside wellness system during chemotherapy decreases fatigue and emesis in cancer patients. J Med Syst. 2000；24：173-82.

予期性悪心・嘔吐に対して，非薬物療法は推奨されるか？

推 奨

予期性悪心・嘔吐に対して，非薬物療法を行わないことを弱く推奨する。

推奨の強さ：2（弱い）　エビデンスの強さ：D（非常に弱い）

合意率：95.8%（23/24名）

| 解説 |

　予期性悪心・嘔吐は，がん薬物療法に対する学習反応（条件付け）とされており，4回目の治療サイクルまでに20～30%の患者に発現すると報告されている[1,2]。また，予期性悪心の発現割合は10%未満，予期性嘔吐の発現割合は2%未満との報告もある[3-5]。

　本CQでは非薬物療法の予期性悪心・嘔吐抑制効果についてシステマティックレビューを行い，3つの技法（系統的脱感作，催眠，ヨガ）が抽出された。系統的脱感作療法に関してランダム化比較試験2編[6,7]が抽出されたが，いずれも1980～1990年代初めの報告であり，現在の日常診療においてどこまで効果があるのかは不明であった。催眠療法の効果について評価したランダム化比較試験はなく，非ランダム化比較試験1編[8]，単群前後比較試験1編[9]のみであり，バイアスリスクがある可能性が考えられた。ヨガ療法の効果を分析したランダム化比較試験1編[10]では，対照群と比較し複合ヨガプログラムを受けた群で，予期性悪心・嘔吐の頻度と程度（重症度）が統計的に有意に低かった。しかし，当該研究の複合ヨガプログラムは本邦におけるほとんどの医療機関の日常診療に広く導入することは難しいと考えられた。

　したがって，本ガイドラインでは，予期性悪心・嘔吐に対して，非薬物療法（系統的脱感作，催眠，ヨガ）を行わないことを弱く推奨することとした。

　なお，予期性悪心・嘔吐の最も効果的な抑制方法として，がん薬物療法の初回治療を含む各治療サイクルで最適な制吐療法を行い，悪心・嘔吐を可能な限り予防することが大原則である[4,11,12]ことを忘れてはならない。また，がん薬物療法を開始するに先立って，最適な制吐療法を実施することを，あらかじめ患者に十分説明しておくことも重要である。

1 本CQの背景

　催吐性リスクに基づいた適正な制吐療法を提示するとともに，そのオプションとして薬物に頼らない方法を提示することは，薬物による制吐療法が実施困難な場合を含め，患者ががん薬物療法を受けるうえで重要である。予期性悪心・嘔吐は，治療に関連する要因だけでなく，不安や否定的な予想などの心理的プロセスも関連しているとされている[2]。そこで本CQでは，系統的脱感作療法などの行動療法を含む非薬物療法に予期性悪心・嘔吐を抑制する効果があるかを検討することとした。

VI

非薬物療法による制吐療法

❷ アウトカムの設定

　本 CQ では，予期性悪心・嘔吐を発現した患者を対象に，非薬物療法を行う場合と行わない場合を比較した際の「嘔吐抑制」「悪心抑制」「コスト（人的資源）」「コスト（人的資源以外の非薬物療法に伴う費用）」「有害事象（非薬物療法に伴うもの）」の 5 項目をアウトカムとして設定し，後述する介入別でのシステマティックレビューを行った。

❸ 本 CQ 全体で採択された論文

　本 CQ に対する文献検索の結果，PubMed 49 編，Cochrane 21 編，CINAHL 29 編，医中誌 6 編が抽出され，これにハンドサーチ 1 編を加えた計 106 編がスクリーニング対象となり，2 回のスクリーニングを経て抽出された 6 編がシステマティックレビューの対象となった。抽出された 6 編の非薬物療法には 3 つの技法（系統的脱感作，催眠，ヨガ）があり，これらの非薬物療法に関するシステマティックレビュー全体のまとめ・考察を示したうえで，各技法別に解説する。

❹ システマティックレビューの対象となった非薬物療法の技法全般の総括

（1）益のまとめ

　系統的脱感作療法とヨガ療法に関しては，ランダム化比較試験において予期性悪心・嘔吐の抑制効果がある可能性が示された。しかし，系統的脱感作療法のランダム化比較試験 2 編[6,7]はいずれも 1980〜1990 年代初めに報告された研究であり，制吐効果の高い薬物による制吐療法が行われている現在の状況において系統的脱感作療法の予期性悪心・嘔吐抑制効果を評価した研究はなかった。ヨガ療法の予期性悪心・嘔吐抑制効果を統計的に評価したランダム化比較試験は 1 編[10]のみであった。乳がん患者を対象とした複合ヨガプログラムの予期性悪心・嘔吐抑制効果の可能性が示唆された。催眠療法の予期性悪心・嘔吐抑制効果の可能性は示唆されるものの，ランダム化比較試験はなく，非ランダム化比較試験 1 編[9]と単群前後比較試験 1 編[8]のみであった。2 編の研究における悪心・嘔吐の測定方法は異なっており，結果を統合することはできない。また，対象者の選定方法や対象者の属性について十分な記載がなく，バイアスが含まれる可能性がある。

（2）害のまとめ

　系統的脱感作療法，催眠療法，ヨガ療法に伴う有害事象を評価した研究は抽出されなかったため，評価不能であった。

（3）患者の価値観・好み

　患者のライフスタイルや価値観によっては，系統的脱感作療法，催眠療法，ヨガ療法といった薬物に頼らない方法で予期性悪心・嘔吐の抑制効果を得ることが好まれる場合もある。しかし，非薬物療法による介入に効果が認められたのはごく一部の介入技法に過ぎず，それを示すエビデンスの強さは C（弱）か D（非常に弱い）かであった。効果が明らかでない介入技法でも患者の好みにより選択される場合には，慎重な対応が望まれる。さらに，これらの非薬物療法を行うには専門的な教育や訓練を受けた者が適切に実施する必要があるが，ほとんどの医療機関の日常診療において系統的脱感作療法，催眠療法，ヨガ療法を実施することは困難であり，実施する場合には十分注意する。また，ヨガ療法のランダム化比較試験では，単にがん薬物療法実施前にヨガを行うだけでなく，がん薬物療法の合間に毎日自宅でヨガを 1 時間程度練習することが必要であった。がん薬物療法を受ける患者，特に

高齢の患者においては，こうしたヨガの練習を行うこと自体が負担となる可能性が考えられた。

（4）コスト・資源

系統的脱感作療法，催眠療法，ヨガ療法に伴う人的資源やその他のコスト・資源について評価した研究は抽出されなかったため，評価不能であった。

（5）総括

非薬物療法の予期性悪心・嘔吐の抑制効果を評価したランダム化比較試験としては，系統的脱感作療法2編[6,7]，ヨガ療法1編[10]があり，系統的脱感作療法とヨガそれぞれにおいて予期性悪心・嘔吐の抑制効果がある可能性が示された。しかし，系統的脱感作療法を評価した研究は，いずれも1980～1990年代初めに報告された研究であり，現在行われている制吐療法とは異なる状況下における評価であった。また，ヨガ療法に関しては，単にがん薬物療法の前にヨガを実施するだけでなく，がん薬物療法の合間に自宅でも毎日1時間程度の練習が必要であった。こうしたヨガの練習を行うこと自体が患者，特に高齢の患者には負担となる可能性が考えられた。催眠療法に関して，非ランダム化比較試験1編[9]と単群前後比較試験1編[8]で何らかの予期性悪心・嘔吐の抑制効果が示唆されるものの，研究対象者の選定等においてバイアスがある可能性がある。また，系統的脱感作療法，催眠療法，ヨガ療法のいずれも専門の教育や訓練を受けた者が適切に実施する必要があり，現在ほとんどの医療機関の日常診療において適用することは困難と考えられた。

⑤ 推奨決定会議における協議と投票の結果

推奨決定会議に参加した改訂WG委員は24名（医師17名，看護師3名，薬剤師2名，患者2名）であった。投票時は，本ガイドラインのCOI管理方針に基づいて各委員が自己申告を行い，本CQにおいてはCOIによる推奨決定への深刻な影響はないと判断された。

システマティックレビューレポートに基づいて，推奨草案「予期性悪心・嘔吐に対して，非薬物療法を行わないことを弱く推奨する。」が提示され，推奨決定の協議と投票の結果，24名中23名が原案に賛同し，合意形成に至った。

⑥ 今後の研究課題

予期性悪心・嘔吐は，がん薬物療法に対する学習反応であると広く考えられている[1,2]。予期性悪心・嘔吐のリスクは，実施されたがん薬物療法の回数によって増加し，がん薬物療法終了後も症状が長く続く可能性があるが，がん薬物療法後の悪心・嘔吐がなければ，予期性悪心・嘔吐が起こる可能性は非常に低い[5]。そのため予期性悪心・嘔吐に対する最も効果的な方法は，がん薬物療法の各サイクルにおいて最適な制吐療法を用いて，悪心・嘔吐を予防することである[4,11,12]。現在，薬物による効果的な制吐療法が行われている本邦のがん治療の状況下において，どの程度，予期性悪心・嘔吐があるかを実態把握し，どのような患者にリスクがあるのかを改めて検討する必要がある。そのうえで，効果的な非薬物療法についてエビデンスレベルの高い研究が行われることが望まれる。

非薬物療法の技法別システマティックレビュー結果

本CQでは非薬物療法全般を扱う性質上，システマティックレビューをより正確に行うために，文献検索とハンドサーチによって得られた文献を介入技法別に分類し，それぞれの手法について個別に

システマティックレビューを実施した。

　以下，個別技法について記述する。

●系統的脱感作療法

　2回のスクリーニングを経て抽出された6編の文献のうち，系統的脱感作療法に関連する文献はランダム化比較試験2編であった。いずれも同じMorrowらが行った研究であり，一つはロチェスター大学がんセンターの地理的に離れた3つの病院のがん薬物療法を受ける外来患者のうち，4サイクル目の治療前に予期性悪心・嘔吐の症状を有した患者を対象に，病院とは異なる場所で1時間の系統的脱感作療法を行った[6]。もう一方の1992年に実施された研究では，がん薬物療法外来患者を，臨床心理の専門家による系統的脱感作療法実施群29人と，3時間の訓練を受けたがん治療医またはがん看護師（oncology nurse therapists）による系統的脱感作療法実施群29人，非介入群14人の3群に分け，比較を行った[7]。

①益のまとめ

　系統的脱感作療法は予期性悪心・嘔吐に効果がある可能性が示されたものの，抽出された2編[6,7]の研究はいずれも1980〜1990年代に報告されたものであり，現在実施されている制吐療法とは異なる状況下における研究であった。その後，新しいランダム化比較試験は報告されておらず，エビデンスの強さはD（非常に弱い）と考えられた。

②害のまとめ

　系統的脱感作療法に伴う有害事象を評価した研究は抽出されなかったため，評価不能であった。

③患者の価値観・好み

　患者のライフスタイルや価値観によっては系統的脱感作療法のような薬物に頼らない方法で予期性悪心・嘔吐の抑制効果が得られることが好まれる場合もある。しかし，専門的な教育・訓練を受けた人員を配置し，適切に実施する必要があり，現在の日常診療において系統的脱感作療法を実施することは困難であると考えられる。

④コスト・資源

　系統的脱感作療法に伴う人的資源やその他のコスト・資源を評価した研究は抽出されなかったため，評価不能であった。

⑤総括

　予期性悪心・嘔吐の症状を有する患者を対象とした系統的脱感作療法の効果を評価した研究はランダム化比較試験2編[6,7]であった。系統的脱感作療法による予期性悪心・嘔吐抑制効果が示されたものの，いずれも1980〜1990年代はじめに報告された研究であり，現在行われている制吐療法とは異なる状況下における評価であった。また，系統的脱感作療法は専門的な教育や訓練を受けた者が実施する必要があり，本邦のほとんどの医療機関の日常診療においてこうした人員を配置することは難しいと考えられる。

●催眠療法

　2回のスクリーニングを経て抽出された6編の文献のうち，催眠療法に関連する文献は2編[8,9]であった。単群前後比較試験の1編[8]では，予期性悪心・嘔吐症状を有し，がん薬物療法を受ける16人の成人患者に対して，同一の心理士が2時間の筋弛緩療法後，1時間の催眠療法を実施した。16人全員で催眠療法実施後に予期性悪心・嘔吐が消退したと報告している。統計的な検討は行われていない。別

の非ランダム化比較試験1編[9]では，催眠療法への感受性評価において感受性が低いと判断された者，予期性悪心症状がなかった者，研究への協力が得られなかった者を除く64人に，認定を受けたセラピストが1回20分の催眠療法を1週間の間隔を空けて2回行った。予期性悪心の平均スコアが介入群で対照群に比して有意に減少したと報告している。

①益のまとめ

　催眠療法の予期性悪心・嘔吐の抑制効果の可能性は示唆されるものの，ランダム化試験は1編もなく，非ランダム化比較試験1編[9]と単群前後比較試験1編[8]のみであった。2編の研究における悪心・嘔吐の測定方法は異なっており，統合した評価が困難であった。また，対象者の選定方法や対象者の属性について十分な記載がなく，バイアスが含まれる可能性があった。

②害のまとめ

　催眠療法に伴う有害事象を評価した研究は抽出されなかったため，評価不能とした。

③患者の価値観・好み

　患者のライフスタイルや価値観を考慮し，催眠療法のような薬物に頼らない方法で予期性悪心・嘔吐の抑制効果が得られることは，薬物による制吐療法が実施困難な場合を含め好まれる可能性がある。一方で，催眠療法は専門的訓練を受けた者が適切に実施する必要があり，日常診療において催眠療法を実施することは困難と考えられる。

④コスト・資源

　催眠療法に伴う人的資源やその他のコスト・資源を評価した研究は抽出されなかったため，評価不能であった。

⑤総括

　予期性悪心・嘔吐の症状を有する患者を対象とした催眠療法の有効性を評価したランダム化比較試験はなく，非ランダム化比較試験1編[9]と単群前後比較試験1編[8]のみであった。催眠療法の予期性悪心・嘔吐抑制について何らかの効果が示唆されるものの，バイアスがある可能性を否定できない。

●ヨガ療法

　ヨガ療法による予期性嘔吐の抑制効果について，ランダム化比較試験2編[10,13]が抽出された。Anestinらの研究では[13]，ヨガプログラムについて，予期性悪心・嘔吐の抑制効果だけでなく，がん薬物療法中の悪心・嘔吐抑制効果と合わせて評価を試みた研究であった。しかし，予期性悪心・嘔吐の発現頻度が少なく，介入群と対照群それぞれにおける発現頻度が記述されているのみで，統計的分析は行われていない。もう1編のインドで行われたRaghavendraらの研究は[10]，乳がんの術後がん薬物療法を受ける患者を対象に，複合ヨガプログラムについて，Anestinらの研究と同様に，予期性悪心・嘔吐の抑制効果だけでなく，がん薬物療法中の悪心・嘔吐抑制効果の評価も目的とした研究であった。この研究では，ヨガ療法介入群28人に対して初回がん薬物療法開始前にインストラクターによるヨガリラクセーション30分と，その後，自宅練習用のオーディオカセットを使ってがん薬物療法の合間に毎日1時間，週6日（最低週3時間）のヨガの練習が求められた。対照群は一般的支持療法を受けた34人であった。

①益のまとめ

　予期性悪心・嘔吐抑制に関して2つのランダム化比較試験[10,13]が抽出されたが，うち1編[13]は対照群，介入群ともに予期性悪心・嘔吐の発現頻度が少なく，効果の評価が行われなかった。ヨガ療法の予期性悪心・嘔吐抑制効果について統計的に検討したランダム化比較試験は1編[10]のみであり，研究

者らも複合ヨガプログラムと呼ぶようにヨガを実施するだけでなく，瞑想やストレスへの対処などを取り入れた複合的な介入技法であった。こうしたヨガを含む複合的な介入技法による予期性悪心・嘔吐抑制効果が示された。ただし，当該研究における対象は平均年齢50歳の乳がん患者であり，がん患者としては比較的若い集団であったことに留意する。

②害のまとめ

　ヨガ療法に伴う有害事象を評価した研究は抽出されなかったため，評価不能とした。

③患者の価値観・好み

　患者のライフスタイルや価値観によってはヨガ療法のような薬物に頼らない方法によって予期性悪心・嘔吐の抑制効果が得られることが好まれる場合もある。一方で，今回ヨガを含む複合的な介入技法の有効性を示した研究では，ヨガのインストラクターによる病院でのヨガの指導だけでなく，対象者に毎日自宅でヨガを1時間程度練習することを求めていた。がん薬物療法を受ける患者，特に高齢の患者においては，がん薬物療法の合間にこうしたヨガの練習を行うこと自体が負担となる可能性がある。また，ヨガ療法を実施するにあたっては専門のインストラクターが必要であり，どの医療機関でも同様の内容を提供することは難しいと考えられた。

④コスト・資源

　ヨガ療法に伴う人的資源やその他のコスト・資源について評価した研究は抽出されなかったため，評価不能であった。

⑤総括

　予期性悪心・嘔吐に対するヨガ療法による介入に関してランダム化比較試験が2編[10,13]抽出され，そのうちヨガの効果を統計的に評価したランダム化比較試験は1編[10]のみであったが，複合ヨガプログラムにより予期性悪心・嘔吐抑制効果がある可能性が示された。しかし，研究で実施されていた複合ヨガプログラムは，がん薬物療法前にヨガを実施するだけでなく，がん薬物療法の合間に自宅での練習が必要であり，特に高齢の患者にとってはこうしたヨガ療法を行うこと自体が大きな負担となる可能性が考えられた。本システマティックレビューでは，ヨガの有害事象やコストについて評価した研究は抽出されなかったが，専門のインストラクターが必要なことを鑑みると，本邦のほとんどの医療機関における日常診療で実施することは難しいと考えられた。

参考文献

1) Morrow GR, Roscoe JA, Kirshner JJ, et al. Anticipatory nausea and vomiting in the era of 5-HT3 antiemetics. Support Care Cancer. 1998；6：244-7.

2) Kamen C, Tejani M, Chandwani K, et al. Anticipatory nausea and vomiting due to chemotherapy. Eur J Pharmacol. 2014；722：172-9.

3) Aapro MS, Kirchner V, Terrey JP. The incidence of anticipatory nausea and vomiting after repeat cycle chemotherapy：the effect of granisetron. Br J Cancer. 1994；69：957-60.

4) Roila F, Herrstedt J, Aapro M, et al；ESMO/MASCC Guidelines Working Group. Guideline update for MASCC and ESMO in the prevention of chemotherapy- and radiotherapy-induced nausea and vomiting：results of the Perugia consensus conference. Ann Oncol. 2010；21 Suppl 5：v232-43.

5) Roila F, Hesketh PJ, Herrstedt J；Antiemetic Subcommitte of the Multinational Association of Supportive Care in Cancer. Prevention of chemotherapy- and radiotherapy-induced emesis：results of the 2004 Perugia International Antiemetic Consensus Conference. Ann Oncol. 2006；17：20-8.

6) Morrow GR, Morrell C. Behavioral treatment for the anticipatory nausea and vomiting induced by cancer chemotherapy. N Engl J Med. 1982；307：1476-80.

7) Morrow GR, Asbury R, Hammon S, et al. Comparing the effectiveness of behavioral treatment for chemother-

apy-induced nausea and vomiting when administered by oncologists, oncology nurses, and clinical psychologists. Health Psychol. 1992 ; 11 : 250-6.

8) Marchioro G, Azzarello G, Viviani F, et al. Hypnosis in the treatment of anticipatory nausea and vomiting in patients receiving cancer chemotherapy. Oncology. 2000 ; 59 : 100-4.

9) Hamdani D, Prasetyo A, Anggorowati. The effect of hypnotherapy on anticipatory nausea in head and neck cancer patients undergoing chemotherapy. Nurse Media Journal of Nursing. 2020 ; 10 : 317-28.

10) Raghavendra RM, Nagarathna R, Nagendra HR, et al. Effects of an integrated yoga programme on chemotherapy-induced nausea and emesis in breast cancer patients. Eur J Cancer Care (Engl). 2007 ; 16 : 462-74.

11) NCCN Clinical Practice Guidelines in Oncology. Antiemesis. Version 2. 2023. https://www.nccn.org/guidelines/guidelines-detail?category=3&id=1415

12) Hesketh PJ, Kris MG, Basch E, et al. Antiemetics : American Society of Clinical Oncology Clinical Practice Guideline Update. J Clin Oncol. 2017 ; 35 : 3240-61.

13) Anestin AS, Dupuis G, Lanctôt D, et al. The Effects of the Bali Yoga Program for Breast Cancer Patients on Chemotherapy-Induced Nausea and Vomiting : Results of a Partially Randomized and Blinded Controlled Trial. J Evid Based Complementary Altern Med. 2017 ; 22 : 721-30.

VI

非薬物療法による制吐療法

VII

制吐療法の評価と患者サポート

1 概要

がん薬物療法を受ける患者にとって悪心・嘔吐は最も懸念する副作用の一つであり，患者の QOL を大きく低下させる要因である[1,2]。患者が治療の継続と QOL を保った生活を両立するためには，副作用を最小限に抑え，体調の変化に合わせて適切な対処法を理解・実践できることが大切である。今回の改訂にあたり本章を新設し，症状の評価に関連する項目や治療中の日常生活をサポートする項目を設定した。

本章は，症状を理解するために患者報告アウトカムを用いること（→CQ12 参照），制吐療法の効果に影響を及ぼす患者因子（→BQ11 参照），自宅など病院外で生じた悪心・嘔吐の支援に関すること（→BQ12 参照），悪心・嘔吐に対する患者の効果的なセルフケアを促進するために，求められる情報提供（→BQ13 参照）から構成される。

患者のがん薬物療法中の日常生活における悪心・嘔吐の抑制について，十分なエビデンスのある研究報告が少なかったため，これらの項目は BQ として検討した。

2 制吐療法の評価について

適切な制吐療法のためには，制吐薬使用前の悪心・嘔吐のリスク評価，使用後の適切な評価が重要である。評価の側面としては，悪心・嘔吐とも症状を発現した時期，頻度，程度および，心理的要因に関する側面を評価し，嘔吐に関しては嘔吐の量を評価することが重要である[3]。

① 悪心・嘔吐の評価方法

悪心・嘔吐の適切な緩和のためには，治療前のベースライン評価から治療の経過を通して継続した評価を実施することが重要である[4]。

適切な悪心・嘔吐の評価においては，医療従事者と患者の症状の認識は異なるという報告[5]を踏まえ，医療従事者による客観的評価とともに患者の主観的評価を含めることが必要である（→CQ12 参照）。その際，患者に対して評価の目的，内容や方法についてわかりやすく説明し，悪心・嘔吐の評価への協力を求めることが重要である。説明の内容は，治療前に実施したリスク評価（→Ⅱ章参照）および催吐性リスク別対応や予期性悪心・嘔吐への対応である。がん薬物療法の経過時期による悪心・嘔吐の評価のポイントを，CQ の推奨内容を踏まえ，表 1 にまとめた。

② 悪心・嘔吐の評価に用いる尺度

医療従事者と患者の認識の違いをなくすため，症状の評価には，患者および多職種の医療従事者が基準や評価票など共通のものさしを用いることが必要である。

（1）がん治療に伴う悪心・嘔吐の客観的な評価

がん治療に伴う悪心・嘔吐の客観的な評価には，有害事象共通用語規準（CTCAE：Common Terminology Criteria for Adverse Events）が一般的に用いられている（表 2）[5]。

グレードが高くなるほど症状が強くなるが，評価は，治療前後の食事摂取量の変化，体重の減少，脱水や栄養状態などの生理学的な指標を用いて行われる。そのため，治療前の普段の食事習慣や栄養状態を基準となる状態として把握し，治療後の状態と比較して評価を行う。

表1　がん薬物療法の経過時期による悪心・嘔吐の評価のポイント

時期	症状の種類	評価のポイント
治療前	―	悪心・嘔吐の原因として，がん薬物療法以外の原因との鑑別（Ⅱ章）。リスクアセスメントとしては，抗がん薬の催吐性リスク（Ⅱ章）や，悪心・嘔吐の関連因子（BQ11）の評価を行う。既治療の症状の程度，時期，屯用薬の用い方を把握し，必要時に抗がん薬を増減するための参考とする。
抗がん薬投与後24時間以内	急性期悪心・嘔吐	24時間以内に発現する悪心・嘔吐である（Ⅱ章）。リスクアセスメント（Ⅱ章，BQ11）を踏まえ評価を行う。
抗がん薬投与後24時間以降	遅発期悪心・嘔吐	24～120時間（2～5日目）程度持続する悪心・嘔吐である（Ⅱ章）。一般的に高度催吐性リスク抗がん薬使用患者に生じる[1]。患者のQOLや精神的安定，治療に対する意欲への影響があり，症状の程度と併せて評価を行う。
制吐薬の予防的投与後	突出性悪心・嘔吐	制吐薬の予防的投与を十分行っても悪心・嘔吐が発現・継続する症状である（CQ8）。評価には，悪心・嘔吐の原因の再評価を行うとともに，予防目的の制吐薬を患者が予定通りに用いていたかを確認し，制吐薬を変更した場合はその効果について評価を行う。
治療経験のある患者の治療前	予期性悪心・嘔吐	がん薬物療法や放射線療法により悪心・嘔吐を経験した患者が次の治療の前に悪心・嘔吐を生じる症状である（BQ6）。評価のポイントは，既治療における悪心・嘔吐歴，精神的な要因など高リスク患者を評価し，適切な対処を行うことである。初回治療時から患者に悪心・嘔吐を経験させないことが最善の策である。

表2　がん治療に伴う悪心・嘔吐の客観的な評価

用語	Grade 1	Grade 2	Grade 3	Grade 4	Grade 5
悪心	摂食習慣に影響のない食欲低下	顕著な体重減少，脱水または栄養失調を伴わない経口摂取量の減少	カロリーや水分の経口摂取が不十分；経管栄養/TPN/入院を要する	―	―
嘔吐	治療を要さない	外来での静脈内輸液を要する；内科的治療を要する	経管栄養/TPN/入院を要する	生命を脅かす	死亡

（有害事象共通用語規準 v5.0 日本語訳 JCOG 版より引用）

(2) 患者の主観的な評価

①症状の程度の評価に用いる尺度

悪心・嘔吐は，以下の方法で評価することができる。いずれの尺度も痛みの評価に頻用されるが，悪心・嘔吐の評価にも用いられている。

・Visual Analogue Scale（VAS）：症状の強さについて100 mmの線上に記載してもらうもので，簡便で短時間で記載可能であるが，口頭や電話での評価には用いることができない（図1a）。VASは，がん薬物療法の悪心を評価する尺度として国際的にコンセンサスが得られており，global standardとして推奨される尺度である[6-8]。

・Numerical Rating Scale（NRS）：想像できる最悪の症状を10，症状がない状態を0として，現在は何点かを答えてもらうものである[6]（図1b）。

・Categorial Rating Scale：4段階のLikert Scaleが使用されることが多い[7]（図1c）。

・Face Scale：言葉で症状の強さを表現する代わりに人間の表情で示したもので，小児で頻用され，

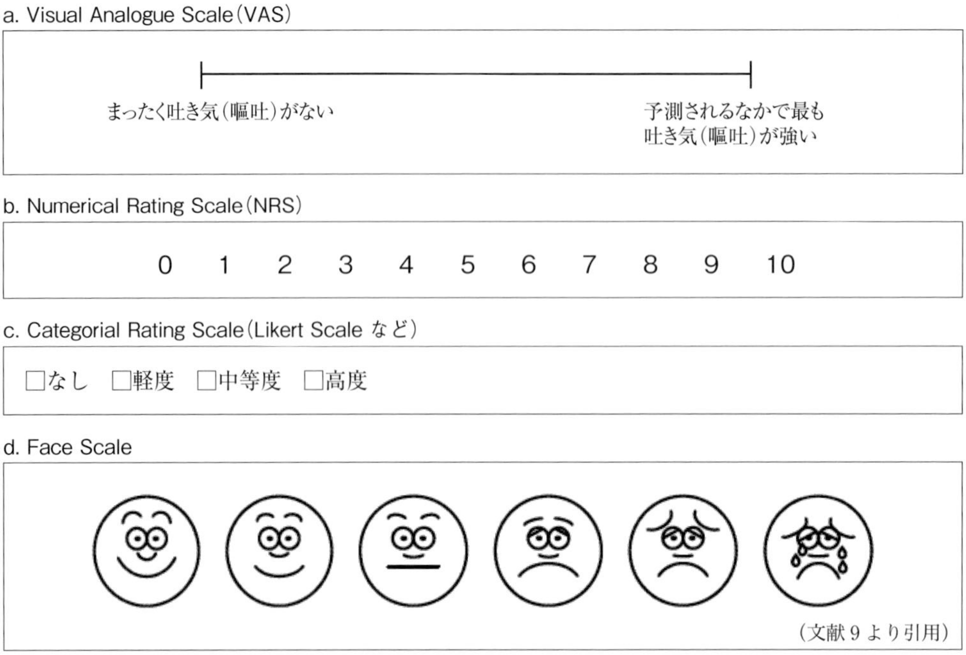

a. Visual Analogue Scale（VAS）

まったく吐き気（嘔吐）がない　　　　　　　　　　予測されるなかで最も
　　　　　　　　　　　　　　　　　　　　　　　　吐き気（嘔吐）が強い

b. Numerical Rating Scale（NRS）

0　1　2　3　4　5　6　7　8　9　10

c. Categorial Rating Scale（Likert Scale など）

□なし　□軽度　□中等度　□高度

d. Face Scale

（文献9より引用）

図1　悪心の主観的評価方法

6段階で表した Wong-Baker Face Scale が最もよく使用されている[9]（図1d）。

②患者報告アウトカム

適切な制吐療法や患者支援を行う際には，医療従事者側の評価ではなく患者自身による評価を用いることが必要であり，患者報告アウトカム（PRO：patient-reported outcome）が活用されてきている。がん薬物療法の有害事象を患者自身が主観的に評価するツールとして PRO-CTCAE™ が開発され，日本語版も公開された[10]。本尺度は，全80項目からなり，「吐き気」・「嘔吐」に関する評価項目も設定されている（→CQ12 参照）。

3　患者のセルフケアを促進するための情報提供や支援

現在，がん薬物療法の多くが外来または短期入院で行うことが可能になったため，可能な限り副作用を抑え，患者が日常生活を送れるようにするためには，治療導入時のみだけでなく，継続的な支援が不可欠である（→BQ12 参照）。

そのためには，患者が生活に必要な情報を適切に入手できることが重要であり，医師だけではなく，多職種による医療チームが診断時から治療完遂まで患者・家族支援を行う必要がある（→BQ13 参照）。

参考文献

1) NCCN Clinical Practice Guidelines in Oncology. Antiemesis. Version 2. 2023. https://www.nccn.org/guidelines/guidelines-detail?category=3&id=1415

2) Olsen M, LeFebvre K, Brassil K. Chemotherapy and Immunotherapy Guidelines and Recommendations for Prac-

tice. Oncology Nursing Society, 2019, pp293-306.

3）Wood JM, Chapman K, Eilers J. Tools for assessing nausea, vomiting, and retching. Cancer Nurs. 2011；34：E14-24.

4）Naeim A, Dy SM, Lorenz KA, et al. Evidence-based recommendations for cancer nausea and vomiting. J Clin Oncol. 2008；26：3903-10.

5）有害事象共通用語規準 v5.0 日本語訳 JCOG 版（略称：CTCAE v5.0-JCOG）．JCOG ホームページ　http://www.jcog.jp/

6）Hawker GA, Mian S, Kendzerska T, et al. Measures of adult pain：Visual Analog Scale for Pain（VAS Pain），Numeric Rating Scale for Pain(NRS Pain), McGill Pain Questionnaire(MPQ), Short-Form McGill Pain Questionnaire（SF-MPQ），Chronic Pain Grade Scale（CPGS），Short Form-36 Bodily Pain Scale（SF-36 BPS），and Measure of Intermittent and Constant Osteoarthritis Pain（ICOAP）. Arthritis Care Res（Hoboken）. 2011；63 Suppl 11：S240-52.

7）Hesketh PJ, Gralla RJ, du Bois A, et al. Methodology of antiemetic trials：response assessment, evaluation of new agents and definition of chemotherapy emetogenicity. Support Care Cancer. 1998；6：221-7.

8）Collins SL, Moore RA, McQuay HJ. The visual analogue pain intensity scale：what is moderate pain in millimetres? Pain. 1997；72：95-7.

9）Hockenberry MJ, Wilson D, Winkelstein ML. Wong's Essentials of Pediatric Nursing. 7th ed. St Louis, Mosby, 2005. p.1259.

10）Miyaji T, Iioka Y, Kuroda Y, et al. Japanese translation and linguistic validation of the US National Cancer Institute's Patient-Reported Outcomes version of the Common Terminology Criteria for Adverse Events（PRO-CTCAE）. J Patient Rep Outcomes. 2017；1：8.

VII

制吐療法の評価と患者サポート

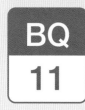

BQ 11 制吐療法の効果に影響を及ぼす患者関連因子にはどのようなものがあるか？

ステートメント

制吐療法の効果を低下させる患者関連因子には，若年，女性，飲酒習慣なし，乗り物酔いや妊娠悪阻の経験，がある。患者背景に応じた制吐療法の強化を検討する。

合意率：100％（22/22 名）

❶ 本 BQ の背景

制吐療法の効果に影響を及ぼすリスク因子として，治療関連因子と患者関連因子がある。患者関連因子を有する患者では，抗がん薬の催吐性リスクに基づく制吐療法では十分な制吐効果が得られない可能性がある。

❷ 解説

悪心・嘔吐の程度や制吐療法の効果は，抗がん薬の種類や投与量などの治療関連因子のみならず，患者関連因子にも影響を受ける。シスプラチン 70 mg/m^2 以上の高度催吐性リスク抗がん薬が投与された患者 1,043 人を対象としたアプレピタントのプラセボ対照ランダム化比較試験のデータを用いた統合解析において，悪心・嘔吐を予測する患者関連因子として，若年，女性，飲酒習慣なしが同定されている[1]。また，AC 療法を受けた乳がん患者 866 人を対象としたアプレピタントのプラセボ対照ランダム化比較試験のデータを用いた統合解析では，悪心・嘔吐を予測する患者関連因子として，若年，飲酒習慣なし，妊娠悪阻の経験が同定され，さらに乗り物酔いの経験が悪心を予測する患者関連因子として同定されている[2]。本邦で実施されたパロノセトロンの治験データを用いた患者関連因子解析では，高度または中等度催吐性リスク抗がん薬が投与された患者を対象とした 2 つの第 II 相試験と高度催吐性リスク抗がん薬が投与された患者を対象とした第 III 相試験を統合した 1,549 人から，若年，女性，飲酒習慣なしが同定されている[3]。高度または中等度催吐性リスク抗がん薬が投与された様々ながん種の患者 1,090 人を対象に本邦で実施された観察研究における患者関連因子解析においても，若年，女性，飲酒習慣なし，乗り物酔いの経験が同定されている[4]。

患者関連因子を有する患者では，抗がん薬の催吐性リスクに基づく制吐療法では十分な制吐効果が得られない可能性があることから，作用機序の異なる制吐薬の追加等により制吐療法の強化を検討する必要がある。NCCN ガイドライン 2023 ver. 2 では，制吐療法の選択は抗がん薬の催吐性リスクと患者関連因子の状況に基づいて行うこととされており，患者関連因子として，若年，女性，飲酒習慣なし，乗り物酔いや妊娠悪阻の経験に加え，前治療サイクルにおける悪心・嘔吐の経験，強い不安，悪心の発現が高く予想されること，が挙げられている[5]。

参考文献

1) Hesketh PJ, Aapro M, Street JC, et al. Evaluation of risk factors predictive of nausea and vomiting with current

standard-of-care antiemetic treatment：analysis of two phase Ⅲ trials of aprepitant in patients receiving cisplatin-based chemotherapy. Support Care Cancer. 2010；18：1171-7.

2）Warr DG, Street JC, Carides AD. Evaluation of risk factors predictive of nausea and vomiting with current standard-of-care antiemetic treatment：analysis of phase 3 trial of aprepitant in patients receiving adriamycin-cyclophosphamide-based chemotherapy. Support Care Cancer. 2011；19：807-13.

3）Sekine I, Segawa Y, Kubota K, et al. Risk factors of chemotherapy-induced nausea and vomiting：index for personalized antiemetic prophylaxis. Cancer Sci. 2013；104：711-7.

4）Tamura K, Aiba K, Saeki T, et al；CINV Study Group of Japan. Testing the effectiveness of antiemetic guidelines：results of a prospective registry by the CINV Study Group of Japan. Int J Clin Oncol. 2015；20：855-65.

5）NCCN Clinical Practice Guidelines in Oncology, Antiemesis. Version 2. 2023. https://www.nccn.org/guidelines/guidelines-detail?category=3&id=1415

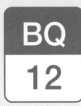

BQ 12 自宅など病院外で生じた悪心・嘔吐のコントロールにあたって，求められる支援は何か？

ステートメント

患者が自身の症状評価を適切に行い，重篤な症状や困りごとがある場合には病院へ速やかに連絡・受診できるよう支援する。自宅でも悪心・嘔吐をコントロールできるよう，救済治療薬の服用方法について指導する。

合意率：100%（19/19 名）

❶ 本 BQ の背景

　近年，がん薬物療法の多くが外来で行われるようになったことから，患者が安心して安全に治療を受け，日常生活を送れるよう，有害事象の対処について支援を行う必要がある。患者が外来治療を受けながら日常生活において悪心・嘔吐をコントロールすることについてエビデンスのある研究が乏しいため，BQ を設定した。

❷ 解説

　入院ではなく自宅生活をしながら，がん薬物療法を受ける患者は増えており，病院外であっても悪心・嘔吐を含む有害事象を適切にコントロールすることは重要である。

　突出性悪心・嘔吐を緩和するためには，処方された救済治療薬を指示通りに服用できているかを確認するとともに，その治療効果を評価し，必要であれば個々の患者に対する適切な制吐療法を見直すことが必要である。

　そのためには，患者と家族が，日々の悪心・嘔吐の発現状況や服薬状況などについて，患者日誌などを活用して評価を行い，その内容を医療従事者と共有することが有用である。悪心・嘔吐がいつ生じてどの程度であったか，救済治療薬の効果がどの程度であったか，どのような工夫をすると症状が緩和されたかなどについて，医療従事者と患者・家族で共有することによって，患者・家族のセルフケア能力を高めることができる。また，対処困難な症状に対して医療従事者に相談する場合にも，相互で適切に情報共有することができる。

　医療従事者が患者のつらい症状を適切に理解するためには，医療従事者による評価ではなく患者報告アウトカム（PRO：patient-reported outcome）が重要である。患者自身が有害事象の程度を主観的に評価できる尺度として，PRO-CTCAE™ が開発され[1]，日本語版も公開されている[2]。このような患者自身による評価尺度を活用することで，副作用評価における医療従事者・患者間の認識の乖離[3]が最小化され，より患者の苦痛症状軽減に寄与できる可能性がある。

　Naeim らの報告では，悪心・嘔吐の評価は，外来患者は来院ごとに，入院患者は 24 時間ごとに評価することが提唱されている[4]。さらに，適切な症状緩和のためには，治療前のベースライン評価から治療の経過を通して継続した評価を実施することとされており，評価の時期として NCCN ガイドライン 2023 ver. 2[5]では，少なくとも高度催吐性リスク抗がん薬の最終投与後 3 日間，中等度催吐性リ

スク抗がん薬では投与後2日間は注意が必要としている。一方で，高度・中等度催吐性リスク抗がん薬による悪心・嘔吐は，投与開始から1週間程度と長期間遷延することも報告されており[6]，患者の症状評価の際には十分な情報収集が欠かせない。医療従事者は患者に，いつ，どの程度，悪心・嘔吐症状が出る可能性があるのか，いつ頃には症状が落ち着くのかといった見通しを伝えるとともに，症状が出た場合の対処法について患者が理解できるよう説明する必要がある。

　患者ケアの視点として，食事や生活習慣に関する情報提供は重要である。悪心・嘔吐がある場合には，常温のものを少しずつ食べる，自分が食べられる物を食べるなど食事の摂り方の工夫，嗅覚が悪心や食欲低下を誘発している場合には，においが強い食物を避ける，においがこもらないように部屋の空気を入れ換えるなどの環境調整，消化管を圧迫しないようゆったりした着衣を身につけるなど[7]，生活上でその患者が取り入れられる工夫について患者・家族と検討することが有用である。

　体調不良時には速やかに医療従事者に連絡する必要があるが，患者にとって，いつ，どんなときに病院を受診しなければならないのか，その判断に迷うことは少なくないと考えられる。そのため，医療従事者は患者・家族に対して，どのような症状があるときにはすぐに医療機関を受診するべきかを前もって説明しておく必要がある。例えば，救済治療薬を使用しても悪心・嘔吐が続いたり，水分摂取ができないなど，重篤な症状がある場合にはすぐに受診できるよう，緊急時の連絡先を伝えておくことなどが挙げられる。また，治療を受けている病院以外の地域医療機関や介護サービス等とも情報共有や連携を行うなどの支援体制を整備することが求められている。

　がん薬物療法は長期に行われることも多いため，患者がセルフケアできるように医療従事者が指導するとともに，がん薬物療法導入期だけでなく継続的にタイムリーな患者支援ができる体制構築が望まれる。

参考文献

1) National Cancer Institute. https://healthcaredelivery.cancer.gov/pro-ctcae/
2) Miyaji T, Iioka Y, Kuroda Y, et al. Japanese translation and linguistic validation of the US National Cancer Institute's Patient-Reported Outcomes version of the Common Terminology Criteria for Adverse Events (PRO-CTCAE). J Patient Rep Outcomes. 2017；1：8.
3) Vidall C, Fernández-Ortega P, Cortinovis D, et al. Impact and management of chemotherapy/radiotherapy-induced nausea and vomiting and the perceptual gap between oncologists/oncology nurses and patients：a cross-sectional multinational survey. Support Care Cancer. 2015；23：3297-305.
4) Naeim A, Dy SM, Lorenz KA, et al. Evidence-based recommendations for cancer nausea and vomiting. J Clin Oncol. 2008；26：3903-10.
5) NCCN Clinical Practice Guidelines in Oncology. Antiemesis. Version 2. 2023. https://www.nccn.org/guidelines/guidelines-detail?category=3&id=1415
6) Tamura K, Aiba K, Saeki T, et al；CINV Study Group of Japan. Testing the effectiveness of antiemetic guidelines：results of a prospective registry by the CINV Study Group of Japan. Int J Clin Oncol. 2015；20：855-65.
7) Olsen M, LeFebvre K, Brassil K. Chemotherapy and Immunotherapy Guidelines and Recommendations for Practice. Oncology Nursing Society, 2019, pp293-306.

VII

制吐療法の評価と患者サポート

BQ 13 悪心・嘔吐に対する患者の効果的なセルフケアを促進するために，求められる情報提供や支援は何か？

ステートメント

看護師，薬剤師等の医療チームは，医師からの説明に加え，予測される悪心・嘔吐の程度，発現時期，持続期間，生活への影響，制吐薬の種類や服用方法やその副作用，緊急時の連絡方法，生活の工夫など，治療前から継続した情報提供と支援を行う。患者が必要時に確認できるような教育資材等を活用しながら，個別性を踏まえて対応する。

合意率：100%（19/19 名）

1 本 BQ の背景

がん薬物療法を受ける患者が，可能な限り QOL を維持しながら治療を継続するためには，自身の受けるがん薬物療法の悪心・嘔吐リスクや発現様式を理解する，処方通りに制吐薬を服用する，食事の工夫等により体調を維持するなどのセルフケアを実施できることが重要である。本 BQ では，患者の効果的なセルフケアを促進するために，医療従事者が提供する適切な情報提供と支援方法について解説する。

2 解説

本 Question は，当初 CQ として，がん薬物療法を受ける患者を対象に，通常の治療前説明に加えて治療中の詳細な情報提供および各種支援を行う場合と通常の治療前説明を行う場合を比較した際の「嘔吐抑制」「悪心抑制」「QOL」「コスト（人的資源）」の 4 項目をアウトカムとして設定して，システマティックレビューを試みた。文献検索の結果，PubMed 163 編，Cochrane 42 編，CINAHL 282 編，医中誌 64 編が抽出され，これにハンドサーチ 2 編を加えた計 553 編がスクリーニング対象となった。2 回のスクリーニングを経て抽出された 19 編がシステマティックレビューの対象となったが，対照群に設定された通常のケアの内容が様々であったこと，また，介入群に行われた情報提供や支援の時期や実施者，介入内容や提供方法が多様であり，研究結果を統合することが困難であったことから，BQ に転換した。

がん薬物療法を受ける患者の悪心・嘔吐を抑制しながら治療を継続するためには，医療従事者が適切な支持療法を行うことに加えて，患者が体調や生活を維持するためのセルフケアを行うことが重要である。患者のもつ知識はセルフケア行動と関連することが報告されており[1]，セルフケアを促進するためには，適切な情報提供とそれを実行するための支援が求められる。

がん薬物療法開始前には，治療に伴う有害事象とその対処方法を中心とした情報提供が行われている。悪心・嘔吐の抑制には処方通りに制吐薬を服用することが必要である[2]。提供すべき重要な情報の一つは，患者に投与される抗がん薬の催吐性リスクと，制吐薬の服用についてである。特に，突出性悪心・嘔吐の抑制には，患者が救済治療の制吐薬を服用するかどうかの判断が影響する。軽度な悪

心であれば救済治療薬の服用を好まない患者もいるが，悪心を経験することがその後の治療サイクルにおける予期性悪心・嘔吐につながる可能性もある。そのため，患者に救済治療薬の重要性を伝え，悪心がある場合は確実に服用することを患者が十分納得できるように治療開始前から説明しておく必要がある。また，制吐薬の副作用として，それ自体が悪心の誘因になる便秘等を引き起こすことがあるため，副作用情報と対処方法も併せて説明しておくことが重要である。

制吐薬の情報以外にも，予測される悪心・嘔吐の程度，発現時期，持続期間，生活への影響等を説明しておくことで，患者は先の見通しを立てられるようになり，心理的にもまた生活を維持するための準備をすることができる。併せて，悪心・嘔吐により制吐薬を処方通りに服用できないなど，医療機関に連絡すべき症状や困りごとが生じた際の連絡方法を伝えておくことで，症状の重篤化の予防や早期の対応につなげられる。

悪心・嘔吐やそれが誘因となる食欲不振に対しては，いくつかの工夫についての情報を伝えることで，改善する可能性がある。例えば，胃の内容物をあまり多くしないよう，1回の食事量を少なくして食事回数を増やす，少量でもカロリーや栄養を摂ることができる食品や調理法を選択する，食事の温度を室温程度にするなどして悪心の誘発を避ける[3]。初めてがん薬物療法を受ける患者は，悪心・嘔吐に対する生活の工夫を知らない場合もあるため，このような情報を伝えておくことで，患者が少しでも食事摂取ができる可能性がある。食事以外にも，仕事や家事など，今までは行えていたことが悪心・嘔吐により難しくなる場合がある。生活状況や社会的役割などは患者により異なるため，個々の状況に合わせたセルフケアの工夫を医療従事者が患者・家族とともに考えることは重要である。

患者が後から自身で繰り返し確認できるようなパンフレット等の資材は，口頭のみの説明よりも患者の理解を深め，自宅などすぐに医療従事者とアクセスできない場合にも活用できるため，教育資材として提供することが望ましい。また，患者日誌等の活用は，自宅での症状等，患者が自身の症状評価をした内容を医療従事者が確認できるだけでなく，医療従事者と患者間での情報共有やコミュニケーション促進効果も期待できる。患者の頑張りや工夫を認めるといったポジティブなフィードバックを行い，患者がセルフケアを継続できるよう支援することが重要である。

効果的な情報提供や支援の方法として，がん専門看護師等からの計画された教育プログラムの提供[4,5]，通常診療にプラスした薬剤師や栄養士による支援[6-8]，モバイル機器やSNSを用いた支援[8]などが検討されているが，どの方法が良いかは主に患者の好みによる[9]ともいわれており，個々の患者に応じた方法を考慮する必要がある。

情報提供の際には，患者のヘルスリテラシーを考慮する[10]。患者のヘルスリテラシーや患者個々の状況に応じて必要な情報を提供することは，定型的な情報提供よりも効果的なものとなる可能性がある。また，一方的な情報提供だけでなく，心理的支援も行って患者の自己効力感を高めることも，悪心・嘔吐に関するセルフケア行動を強化する[11]といわれている。患者の状況に応じた個別性の高い支援のためには，医師だけでなく，看護師，薬剤師，栄養士ら多職種がチームを組み，それぞれの専門性を活かして患者に多角的に関わることが必要であり，がん薬物療法導入期だけでなく，治療期間中，継続的に支援することが求められる。

参考文献

1) Prutipinyo C, Maikeow K, Sirichotiratana N. Self-care behaviours of chemotherapy patients. J Med Assoc Thai. 2012；95 Suppl 6：S30-7.
2) NCCN Guidelines for patients. Nausea and Vomiting. 2016. https://www.nccn.org/patients/guidelines/content/

PDF/nausea-patient.pdf

3) Olsen M, LeFebvre K, Brassil K. Chemotherapy and Immunotherapy Guidelines and Recommendations for Practice. Oncology Nursing Society, 2019, pp293-306.

4) Riese C, Weiß B, Borges U Jr, et al. Effectiveness of a standardized patient education program on therapy-related side effects and unplanned therapy interruptions in oral cancer therapy : a cluster-randomized controlled trial. Support Care Cancer. 2017 ; 25 : 3475-83.

5) Mollaoğlu M, Erdoğan G. Effect on symptom control of structured information given to patients receiving chemotherapy. Eur J Oncol Nurs. 2014 ; 18 : 78-84.

6) Liekweg A, Westfeld M, Braun M, et al. Pharmaceutical care for patients with breast and ovarian cancer. Support Care Cancer. 2012 ; 20 : 2669-77.

7) Najafi S, Haghighat S, Raji Lahiji M, et al. Randomized Study of the Effect of Dietary Counseling During Adjuvant Chemotherapy on Chemotherapy Induced Nausea and Vomiting, and Quality of Life in Patients With Breast Cancer. Nutr Cancer. 2019 ; 71 ; 575-84.

8) Rico TM, Dos Santos Machado K, et al. Use of Text Messaging (SMS) for the Management of Side Effects in Cancer Patients Undergoing Chemotherapy Treatment : a Randomized Controlled Trial. J Med Syst. 2020 ; 44 : 193.

9) Valenti RB. Chemotherapy education for patients with cancer : a literature review. Clin J Oncol Nurs. 2014 ; 18 : 637-40.

10) NCCN Clinical Practice Guidelines in Oncology. Antiemesis. Version 2. 2023. https://www.nccn.org/guidelines/guidelines-detail?category=3&id=1415

11) Lou Y, Yates P, McCarthy A, et al. Self-management of chemotherapy-related nausea and vomiting : a cross-sectional survey of Chinese cancer patients. Cancer Nurs. 2014 ; 37 : 126-38.

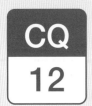

悪心・嘔吐の評価に，患者報告アウトカムを用いることは推奨されるか？

推 奨

悪心・嘔吐の評価に，患者報告アウトカムを用いることを強く推奨する。

推奨の強さ：1（強い）　エビデンスの強さ：B（中）

合意率：100%（22/22 名）

| 解説 |

　患者報告アウトカム（PRO：patient-reported outcome）とは，患者自身が副作用の程度を判定する評価方法である。評価に医療従事者は介在しないため，患者自身が感じたままに評価した症状とその程度を治療担当者へ直接伝えることができる。

　個々の患者に対する診療時間は限られており，患者–医療従事者間の情報格差，権威勾配も存在する。これらにより患者から担当医に限られた情報のみが伝達されるため，問診，診察のみでは副作用の把握は不十分になりがちである。患者の副作用の内容と程度を的確に医療従事者が把握するために，PRO を用いることを強く推奨する。

　PRO には紙媒体で記載する患者日誌や診察前の質問票などと，電子媒体で行う ePRO（患者報告アウトカム電子システム）もある。近年普及しつつあるモバイル端末を用いる ePRO では，症状が発現した時点で報告が可能であることが特徴である。紙媒体，電子媒体にかかわらず，医療従事者は PRO から得られた情報をもとに適切な対応を行うべきである。

　システマティックレビューの過程で評価したランダム化比較試験では，電話自動応答システム[1,2]あるいは ePRO[3]が用いられ，その症状に応じて医療従事者が患者に介入する方法を採用していた。その多くが自宅など医療施設外で経時的に症状を報告し，症状が重篤な場合にはその都度，医療従事者が対応していた。その結果，QOL のみならず全生存期間を改善した研究[4]も報告されている。一方，紙媒体による質問票を用いたランダム化比較試験はなかった。

　このように，PRO を用いて医療従事者ががん薬物療法の副作用に対して迅速に対応する方法は，2023 年 8 月時点で日本には普及・実装されていない。また，医療環境が海外と日本では異なるため，日本からのエビデンスを構築していく必要がある。

　ePRO の収集と即応のシステムが日本に実装されるまでは，各施設で実施可能な PRO を用いるべきである。

① 本 CQ の背景

　がん薬物療法において最も発現が懸念され，不安視される有害事象の一つが，悪心・嘔吐である[5]。がん薬物療法による悪心・嘔吐は患者の身体的・心理的負担となり，日常生活に大きく影響するため，適切な評価と効果的な治療ががん薬物療法の遂行に不可欠である。

　外来がん薬物療法の普及によって，治療期間の大半を自宅で過ごすことが一般的になった。入院が

ん薬物療法であれば「今・ここで」の症状モニタリングが可能であるが，外来がん薬物療法においては「過去・あの場所」で生じた患者の症状をどのように収集・評価し，その後の治療において有害事象を可能な限り軽減できるのかが大きな課題となっている。

　通常診療では患者による症状伝達がうまくいかない構造的な要因が存在する。悪心・嘔吐の程度を患者ではなく医療従事者が評価すると，過小/過大評価といったバイアスが発生し得る。そのため，患者が「過去・あの場所」で経験した悪心・嘔吐の症状を十分に医療従事者へ報告することは困難で，報告されたとしても患者が感じた通りに医療従事者が迅速・確実に評価することが難しい。

　妥当性が検証された PRO を用いて患者自身が評価，報告することによって，医療従事者は患者の症状を適切に評価することができる。さらにモバイル端末を用いた ePRO であれば，病院外でも「今・ここで」の症状モニタリングが可能である。

　このような背景のもと，がん薬物療法による悪心・嘔吐の評価に PRO を用いることが推奨されるかどうかを CQ に設定し，システマティックレビューを行った。

② アウトカムの設定

　本 CQ では，がん薬物療法を受ける患者を対象に，患者報告アウトカムを用いた評価を行う場合と行わない場合を比較した際の「嘔吐抑制」「悪心抑制」「QOL」「コスト（人的資源）」の 4 項目をアウトカムとして設定し，システマティックレビューを行った。悪心・嘔吐は間接的ではあるが QOL に強く影響すると判断し，QOL をアウトカムとした文献検索も行った。

③ 採択された論文

　本 CQ に対する文献検索の結果，PubMed 211 編，Cochrane 161 編，CINAHL 178 編，医中誌 115 編が抽出され，これにハンドサーチ 1 編を加えた計 666 編がスクリーニング対象となり，2 回のスクリーニングを経て抽出された 3 編がシステマティックレビューの対象となった。

④ アウトカムごとのシステマティックレビュー結果

（1）悪心・嘔吐抑制 益

　ランダム化比較試験が 2 編[1,2]抽出された。2 編とも単一のアウトカムとして悪心抑制，嘔吐抑制を評価していた。そのため今回のシステマティックレビューとしても悪心と嘔吐を分けず，単一のアウトカムとして記載した。

　1 編[1]は患者報告を用いた評価を行い，報告された症状が重ければ医療従事者側へ通知する群と，患者報告のみの群の比較であった。悪心・嘔吐を含む種々の症状の強さ，生活への支障について両群間に差はなかった。しかし，介入群で強い症状が発現したとしても医療従事者は連絡を受けるだけであり，結果として介入群で患者への対応を迅速に行わない試験デザインであった。ここを改善点として同じグループが再度行った試験がもう 1 編の研究[2]である。両群とも患者報告を用いた評価を行い，症状を自己管理する患者教育と医療従事者による電話でのフォローアップの有無で比較が行われ，悪心・嘔吐スコアの重症度が介入群で低いという結果であった。

　両ランダム化比較試験で明確に試験治療群の介入の内容が変更されているため均質な研究とはみなし難く，メタアナリシスは行わなかった。いずれのランダム化比較試験にもコンシールメント，盲検化等のバイアスリスク，介入の非直接性の問題があった。

エビデンスの強さ　**B（中）**

(2) QOL 益

ランダム化比較試験が1編抽出された[3]。Webベースのe PROを行う群と通常のケアの群にランダム化された。ePRO群でQOL改善のあった患者が多く，悪化のあった患者が少なかった。中程度のコンシールメント，盲検化等のバイアスリスクの問題があった。

エビデンスの強さ　C（弱）

(3) コスト（人的資源）害

コストを評価した研究は抽出されなかったため，評価不能とした。

⑤ システマティックレビューのまとめ・考察

(1) 益のまとめ

バイアスリスクと非直接性の問題があること，QOLについて評価したランダム化比較試験が1編しかないことには注意が必要だが，患者報告を用いた評価を行うことにより患者に益がもたらされる根拠は存在すると考えられる。

(2) 害のまとめ

害を評価した研究は抽出されなかったため，評価不能であった。

(3) 患者の価値観・好み

医療従事者と患者の関係には，時間的，情報的な制限と権威勾配があり，それらの不利な条件下で自らの症状とその影響を伝える労力は患者にとって過剰な負担である。そのため，PROへの期待は患者にとって大きいものがある。

(4) コスト・資源

コストを評価した研究は抽出されなかったため，評価不能である。

(5) 総括

システマティックレビューでは，PROを用いることにより悪心・嘔吐の抑制，QOLの改善が得られるとする研究は存在するが，エビデンスの強さは高くなかった。システマティックレビューに採択されたランダム化比較試験は医療制度・医療文化の異なる米国での研究であり，その結果を本邦に適用するには慎重な検討が必要であるものの，悪心・嘔吐を可能な限り軽減するために患者の主観的評価を反映したPROを診療に用いること自体は有用と考えられる。

⑥ 推奨決定会議における協議と投票の結果

推奨決定会議に参加した改訂WG委員は23名（医師16名，看護師3名，薬剤師2名，患者2名）であった。投票時は，本ガイドラインのCOI管理方針に基づいて各委員が自己申告を行い，中島委員はCOIにより投票には参加しなかった。

システマティックレビューレポートに基づいて，推奨草案「悪心・嘔吐の評価に，患者報告アウトカムを用いることを強く推奨する。」が提示され，推奨決定の協議と投票の結果，22名中22名が原案に賛同し，合意形成に至った。

❼ 今後の研究課題

全生存期間，QOL をアウトカムとした ePRO の有用性を検証するランダム化比較試験〔PRO-MOTE 試験（UMIN000042447）〕が本邦で進行中であり，結果が待たれる。

参考文献

1) Mooney KH, Beck SL, Friedman RH, et al. Automated monitoring of symptoms during ambulatory chemotherapy and oncology providers' use of the information：a randomized controlled clinical trial. Support Care Cancer. 2014；22：2343-50.

2) Mooney KH, Beck SL, Wong B, et al. Automated home monitoring and management of patient-reported symptoms during chemotherapy：results of the symptom care at home RCT. Cancer Med. 2017；6：537-46.

3) Basch E, Deal AM, Kris MG, et al. Symptom Monitoring With Patient-Reported Outcomes During Routine Cancer Treatment：A Randomized Controlled Trial. J Clin Oncol. 2016；34：557-65.

4) Basch E, Deal AM, Dueck AC, et al. Overall Survival Results of a Trial Assessing Patient-Reported Outcomes for Symptom Monitoring During Routine Cancer Treatment. JAMA. 2017；318：197-8.

5) Hofman M, Morrow GR, Roscoe JA, et al. Cancer patients' expectations of experiencing treatment-related side effects：a University of Rochester Cancer Center--Community Clinical Oncology Program study of 938 patients from community practices. Cancer. 2004；101：851-7.

VIII

制吐療法の医療経済評価

1 背景

　近年，がん医療全体について新規薬剤，治療法の登場で治療成績の目覚ましい向上がある一方，経済毒性（financial toxicity）[1]と称される，患者の経済的負担が増している。医療費の高騰を受け，社会全体としても医療の持続可能性について議論が行われている。

　制吐薬においても同様で，新規薬剤の開発が進み，治療成績が向上している一方，薬剤費の高騰により患者個人，社会全体の負担も増加している。このことが制吐薬に関しても医療経済評価が求められている所以である。

　医療経済評価には誰の視点からの費用負担なのかを意識することの重要性が指摘されている[2]。医療経済評価では，患者個人の視点（individual perspective）と，社会集団としての視点（population perspective）の2つの区別が明確になされるべきである。患者個人の視点でいうと，主な費用はその制吐効果に対する支払いであり，そのバランスによって論ぜられるべきということになる。一方，社会集団としての視点からの医療経済評価は臨床試験をもとに検討される。これは医療技術を評価してその技術あるいは薬物を国として認可すべきかの検討，あるいは保険収載時や収載後に薬価を決定する資料とするためであることが多い。その際に計算される費用は，社会が投入する資源の量であり，個々の患者が負担する費用ではない。

　社会集団の視点から行われた経済評価の結果を患者個人に単純に当てはめることはできない。公的医療保険の仕組みによって，患者個人が負担する費用と，社会全体が負担する費用には乖離があるからである。さらに，包括支払いなどの制度が加味されると，患者の負担を医療提供側が肩代わりするということもあり得るために，その検討は複雑になる。

　治療によって効果・利益を得られるのは患者個人が中心であり，診療ガイドラインは通常，個人としての患者アウトカムの最大化を目指すのが通例である。その意味で診療ガイドラインは個人の視点でつくられるといえる。対して，医療経済評価は多くが社会集団の視点でなされるため，その結果を個人の視点のガイドライン推奨にそのまま反映させることはできない。

　医療の持続性の観点から制吐療法においても医療経済評価は必要であるが，前述のように検討に際して克服すべき課題は多い。今後の議論に資するため，本ガイドラインでは「制吐療法選択時に費用対効果を考慮することが推奨されるか？」というCQを立て，システマティックレビューを行った。

2 システマティックレビューの結果

　定式化された文献検索の手順に従って，費用対効果を考慮した場合としなかった場合を比較した研究を検索した。直接的にそのような比較をしている報告は抽出されなかったが，制吐療法自体の費用対効果を検討した研究は多数あり，制吐療法の費用対効果自体は研究課題として重要な問題であることが反映されていると考えられた。

3 制吐薬の費用の評価

　各制吐薬の薬価は大きく異なり，非常に高額のものがあることから，費用が注目されるのは自然な流れであり，その検証には個人の負担する費用と効果を比較する解析が必要になるが，文献検索では利用可能な研究は抽出されなかった。もし，そのような研究が存在したとしても，本邦の医療保険制

度では，患者によって負担割合が異なること，高額療養費制度によって月ごとに負担限度額が決められていることにより，患者ごとまた月の中での使用時期や他の診療費用との兼ね合いによって負担が異なるため，検証による知見を一般化することは困難であると考えられた。

4 個別性を考慮した制吐薬の費用

臨床現場において，個々の患者の状況に合わせて制吐薬を使用する場合に費用を考慮すべきかは，研究として行われる経済評価の結果には当てはまらない。むしろ個々の患者に対する費用負担は，経済毒性として，患者に必要ながん医療を提供する際の避けられない有害事象の一つである。

単に薬剤費の低減という意味では後発品の活用は一つの方策であるが，費用負担の捉え方は個々の患者で異なり，実際の負担額もまた，適用される医療保険や生活状況によって忍容性は異なる。医療従事者は，個々の患者の制吐薬使用の必要性とともに費用負担も考慮し，また医療機関あるいは社会が負担する費用も考慮して医療を提供すべきである。

5 今後の研究課題

以上より，費用考慮の有無を直接比較する研究は成立しないと考えられたが，特定の費用推定法などが提案された場合に従来の費用考慮のみとの比較は成り立つため，今後の研究が望まれる。

さらに，不要な薬を使わないことが患者の心理的負担の軽減や副作用リスク低減につながると考えられることから，どのような患者・状況において，標準的な予防的制吐療法の中で一部の制吐薬が省略可能か，といった課題を解決するような研究も今後望まれる。例えば，1サイクル目に標準的な多剤併用の予防的制吐療法を行ったがまったく悪心が生じなかった患者には，2サイクル目から制吐薬を一部減らせるか，悪心・嘔吐リスクの低い患者（高齢の男性，飲酒習慣なし，など）に対して制吐薬を減らせるか，といった研究を行うことが今後必要になると考えられる。

参考文献

1) Zafar SY, Abernethy AP. Financial toxicity, Part Ⅰ：a new name for a growing problem. Oncology（Williston Park）. 2013；27：80-1, 149.
2) Minds 診療ガイドライン作成マニュアル編集委員会編. 第5章 医療経済評価. Minds 診療ガイドライン作成マニュアル 2020 ver. 3.0. 公益財団法人日本医療機能評価機構，2021. https://minds.jcqhc.or.jp/docs/various/manual_2020/ver3_0/pdf/chap5_manual_2020ver3_0.pdf.

付 録

1. リスク分類からみた臓器がん別のレジメン一覧

1 肺がん

催吐性リスク	レジメン	一般名	投与法	対象疾患
高度	CDDP/CPT-11	シスプラチン＋イリノテカン	CDDP 60 mg/m^2 (d1)，CPT-11 60 mg/m^2 (d1, 8, 15)：q4w	小細胞肺がん，非小細胞肺がん
	CDDP/DTX	シスプラチン＋ドセタキセル	CDDP 80 mg/m^2 (d1)，DTX 60 mg/m^2 (d1)：q3w	非小細胞肺がん
	CDDP/ETP	シスプラチン＋エトポシド	CDDP 80 mg/m^2(d1)，ETP 100 mg/m^2(d1-3)：q3w	小細胞肺がん
	CDDP/ETP/デュルバルマブ	シスプラチン＋エトポシド＋デュルバルマブ	CDDP 75〜80 mg/m^2 (d1)，ETP 80〜100 mg/m^2 (d1-3)，デュルバルマブ 1,500 mg/body (d1)：q3w	小細胞肺がん
	CDDP/GEM/デュルバルマブ/トレメリムマブ	シスプラチン＋ゲムシタビン＋デュルバルマブ＋トレメリムマブ	CDDP 80 mg/m^2 (d1)，GEM 1,000 mg/m^2 (d1, 8)，デュルバルマブ 1,500 mg/body (d1)，トレメリムマブ 75 mg/body (d1)：q3w	非小細胞肺がん
	CDDP/PEM/アテゾリズマブ	シスプラチン＋ペメトレキセド＋アテゾリズマブ	CDDP 75 mg/m^2 (d1)，PEM 500 mg/m^2 (d1)，アテゾリズマブ 1,200 mg/body (d1)：q3w	非小細胞肺がん
	CDDP/PEM/デュルバルマブ/トレメリムマブ	シスプラチン＋ペメトレキセド＋デュルバルマブ＋トレメリムマブ	CDDP 75 mg/m^2 (d1)，PEM 500 mg/m^2 (d1)，デュルバルマブ 1,500 mg/body (d1)，トレメリムマブ 75 mg/body (d1)：q3w	非小細胞肺がん
	CDDP/PEM/ニボルマブ/イピリムマブ	シスプラチン＋ペメトレキセド＋ニボルマブ＋イピリムマブ	CDDP 75 mg/m^2 (d1)，PEM 500 mg/m^2 (d1)：q3w，ニボルマブ 360 mg (d1)：q3w，イピリムマブ 1 mg/kg (d1)：q6w	非小細胞肺がん
	CDDP/PEM/ペムブロリズマブ	シスプラチン＋ペメトレキセド＋ペムブロリズマブ	CDDP 75 mg/m^2 (d1)，PEM 500 mg/m^2 (d1)，ペムブロリズマブ 200 mg/body (d1)：q3w	非小細胞肺がん
	CDDP/S-1	シスプラチン＋テガフール・ギメラシル・オテラシルカリウム	CDDP 60 mg/m^2 (d8)，S-1 80〜120 mg/day (d1-21)：q4w，q5w	非小細胞肺がん
	CDDP/VNR	シスプラチン＋ビノレルビン	CDDP 80 mg/m^2 (d1)，VNR 25 mg/m^2 (d1, 8)：q3w	非小細胞肺がん
中等度	AMR	アムルビシン	40〜45 mg/m^2 (d1-3)：q3w	小細胞肺がん，非小細胞肺がん
	CBDCA/ETP/アテゾリズマブ	カルボプラチン＋エトポシド＋アテゾリズマブ	CBDCA (AUC 5) (d1)，ETP 100 mg/m^2 (d1-3)，アテゾリズマブ 1,200 mg/body (d1)：q3w	小細胞肺がん
	CBDCA/ETP/デュルバルマブ	カルボプラチン＋エトポシド＋デュルバルマブ	CBDCA (AUC 5-6) (d1)，ETP 80〜100 mg/m^2 (d1-3)，デュルバルマブ 1,500 mg/body (d1)：q3w	小細胞肺がん

（次ページにつづく）

付録

催吐性リスク	レジメン	一般名	投与法	対象疾患
中等度	CBDCA/nab-PTX/デュルバルマブ/トレメリムマブ	カルボプラチン＋nab-パクリタキセル＋デュルバルマブ＋トレメリムマブ	CBDCA（AUC 6）(d1), nab-PTX 100 mg/m² (d1, 8, 15), デュルバルマブ 1,500 mg/body (d1), トレメリムマブ 75 mg/body (d1)：q3w	非小細胞肺がん
	CBDCA/PEM/アテゾリズマブ	カルボプラチン＋ペメトレキセド＋アテゾリズマブ	CBDCA（AUC 6）(d1), PEM 500 mg/m² (d1), アテゾリズマブ 1,200 mg/body (d1)：q3w	非小細胞肺がん
	CBDCA/PEM/デュルバルマブ/トレメリムマブ	カルボプラチン＋ペメトレキセド＋デュルバルマブ＋トレメリムマブ	CBDCA（AUC 5-6）(d1), PEM 500 mg/m² (d1), デュルバルマブ 1,500 mg/body (d1)＋トレメリムマブ 75 mg/body (d1)：q3w	非小細胞肺がん
	CBDCA/PEM/ニボルマブ/イピリムマブ	カルボプラチン＋ペメトレキセド＋ニボルマブ＋イピリムマブ	CBDCA（AUC 5-6）(d1), PEM 500 mg/m² (d1)：q3w, ニボルマブ 360 mg (d1)：q3w, イピリムマブ 1 mg/kg (d1)：q3w	非小細胞肺がん
	CBDCA/PEM/ペムブロリズマブ	カルボプラチン＋ペメトレキセド＋ペムブロリズマブ	CBDCA（AUC 5）(d1), PEM 500 mg/m² (d1), ペムブロリズマブ 200 mg/body (d1)：q3w	非小細胞肺がん
	CBDCA/PTX/アテゾリズマブ/ベバシズマブ	カルボプラチン＋パクリタキセル＋アテゾリズマブ＋ベバシズマブ	CBDCA（AUC 6）(d1), PTX 200 mg/m² (d1), アテゾリズマブ 1,200 mg/body (d1), ベバシズマブ 15 mg/kg (d1)：q3w	非小細胞肺がん
	CBDCA/PTX/ニボルマブ/イピリムマブ	カルボプラチン＋パクリタキセル＋ニボルマブ＋イピリムマブ	CBDCA（AUC 6）(d1), PTX 200 mg/m² (d1)：q3w, ニボルマブ 360 mg (d1)：q3w, イピリムマブ 1 mg/kg (d1)：q6w	非小細胞肺がん
	CBDCA/S-1	カルボプラチン＋テガフール・ギメラシル・オテラシルカリウム	CBDCA（AUC 5）(d1), S-1 80〜120 mg/day (d1-14)：q3w	非小細胞肺がん
	カプマチニブ	カプマチニブ	800 mg/body	非小細胞肺がん
	クリゾチニブ	クリゾチニブ	500 mg/body	非小細胞肺がん
	セリチニブ	セリチニブ	750 mg/body	非小細胞肺がん
解説	術後再発・進行肺がんにおける一次治療は，白金製剤（CBDCA, CDDP）をキードラッグとした併用療法が主体である。CBDCA 併用レジメンは中等度催吐性リスクに分類されてはいるが，CBDCA の用量が AUC≧4 の場合には，5-HT₃受容体拮抗薬，デキサメタゾン，NK₁受容体拮抗薬を併用する。ベバシズマブ，アテゾリズマブ，デュルバルマブ，ペムブロリズマブ，ニボルマブ，イピリムマブなど最小度催吐性リスク抗がん薬を併用する場合については，併用するレジメンの催吐性リスクに従って悪心・嘔吐対策を行う。			

注意：表中の投与量，投与方法，投与スケジュールは参考情報であり，レジメン内容については各診療ガイドライン等を確認すること。

催吐性リスク	レジメン	一般名	投与法	対象疾患
高度	5-FU/CDDP	フルオロウラシル＋シスプラチン	5-FU 800 mg/m^2/24h（d1-5），CDDP 80 mg/m^2（d1）：q4w	食道がん
	5-FU/CDDP/DTX	フルオロウラシル＋シスプラチン＋ドセタキセル	5-FU 750 mg/m^2/24h（d1-5），CDDP 70 mg/m^2（d1），DTX 70 mg/m^2（d1）：q3w	食道がん
	Cape/CDDP	カペシタビン＋シスプラチン	Cape 2,000 mg/m^2（d1-14），CDDP 80 mg/m^2（d1）：q3w	胃がん
	FOLFIRINOX[*1]	ロイコボリン＋フルオロウラシル＋イリノテカン＋オキサリプラチン	l-LV 200 mg/m^2/2h，5-FU bolus 400 mg/m^2，5-FU ci 2,400 mg/m^2/46h，l-OHP 85 mg/m^2/2h，CPT-11 180 mg/m^2/1.5h：q2w	膵がん
	FOLFOXIRI[*1]	ロイコボリン＋フルオロウラシル＋オキサリプラチン＋イリノテカン	l-LV 200 mg/m^2/2h，5-FU bolus 400 mg/m^2，5-FU ci 3,200 mg/m^2/48h，l-OHP 85 mg/m^2/2h，CPT-11 165（150）mg/m^2/1h：q2w	大腸がん
	S-1/CDDP	テガフール・ギメラシル・オテラシルカリウム＋シスプラチン	S-1 80 mg/m^2（d1-21），CDDP 60 mg/m^2（d8）：q5w	胃がん
中等度	CAPOX	カペシタビン＋オキサリプラチン	Cape 2,000 mg/m^2/day（d1-14），l-OHP 130 mg/m^2/2h（d1）：q3w	胃がん，大腸がん
	CPT-11	イリノテカン	100 mg/m^2〔d1, 8, 15,（22）〕：q5-6 w，or 150 mg/m^2〔d1, 15,（29）〕：q5-6 w	胃がん，大腸がん
	FOLFIRI	ロイコボリン＋フルオロウラシル＋イリノテカン	l-LV 200 mg/m^2/2h，5-FU bolus 400 mg/m^2，5-FU ci 2,400〜3,000 mg/m^2/46h，CPT-11 150 mg/m^2/2h：q2w	大腸がん
	FOLFOX	ロイコボリン＋フルオロウラシル＋オキサリプラチン	mFOLFOX6：l-LV 200 mg/m^2/2h（d1），5-FU bolus 400 mg/m^2，5-FU ci 2,400〜3,000 mg/m^2/46h，l-OHP 85 mg/m^2/2h（d1）：q2w	食道がん，胃がん，小腸がん，膵がん，大腸がん
	FTD/TPI	トリフルリジン・チピラシル	70 mg/m^2（d1-5，d8-12）：q4w	大腸がん
	GEM/CDDP[*3]	ゲムシタビン＋シスプラチン	GEM 1,000 mg/m^2（d1, 8），CDDP 25 mg/m^2（d1, 8）：q3w	胆道がん
	GEM/CDDP/S-1[*3]	ゲムシタビン＋シスプラチン＋テガフール・ギメラシル・オテラシルカリウム	GEM 1,000 mg/m^2（d1），CDDP 25 mg/m^2（d1），S-1 80 mg/m^2（d1-7）：q2w	胆道がん
	GEM/nab-PTX[*2]	ゲムシタビン＋nab-パクリタキセル	GEM 1,000 mg/m^2（d1, 8, 15），nab-PTX 125 mg/m^2（d1, 8, 15）：q4w	膵がん
	GS[*2]	ゲムシタビン＋テガフール・ギメラシル・オテラシルカリウム	GEM 1,000 mg/m^2（d1, 8），S-1 60〜100 mg/body（d1-14）：q3w	膵がん
	IRIS	イリノテカン＋テガフール・ギメラシル・オテラシルカリウム	CPT-11 125 mg/m^2/1.5h（d1, 15），S-1 80〜120 mg/body（d1-14）：q4w	大腸がん

（次ページにつづく）

催吐性リスク	レジメン	一般名	投与法	対象疾患
中等度	Nal-IRI/FL	リポソーマルイリノテカン＋フルオロウラシル＋ロイコボリン	Nal-IRI 70 mg/m^2/1.5h (d1), 5-FU ci 2,400～3,000 mg/m^2/46h, l-LV 200 mg/m^2/2h (d1)：q2w	膵がん
	SOX	テガフール・ギメラシル・オテラシルカリウム＋オキサリプラチン	S-1 80～120 mg/body (d1-14), l-OHP 130 mg/m^2/2h (d1)：q3w	胃がん, 大腸がん
	T-DXd	トラスツズマブ デルクステカン	6.4 mg/kg：q3w	胃がん
	イマチニブ	イマチニブ	400 mg/day	消化管間葉系腫瘍
	エンコラフェニブ/セツキシマブ±ビメチニブ	エンコラフェニブ＋セツキシマブ±ビメチニブ	エンコラフェニブ 300 mg/day (daily), セツキシマブ 初回 400 mg/m^2, 維持 250 mg/m^2 (weekly), ビメチニブ 90 mg/day (daily)	大腸がん

解説	消化器がんのキードラッグはフッ化ピリミジン系薬剤であり, 単剤あるいはそれを含む併用療法が標準療法として使用される。原則として CDDP を含む併用療法は高度催吐性リスク, イリノテカン, オキサリプラチンを含むレジメンは中等度催吐性リスク, その他は軽度・最小度催吐性リスクとして対応するが, すべてのレジメンで原則が当てはまるわけではなく, 下記に示すように 3 剤併用や分割投与などレジメンの特性に応じた対応が必要である。ベバシズマブ, ラムシルマブ, アフリベルセプト, セツキシマブ, パニツムマブ, トラスツズマブを併用する場合については, これらの薬剤は最小度催吐性リスクであるため, 併用するレジメンの催吐性リスクに従って悪心・嘔吐対策を行う。 *1 FOLFIRINOX と FOLFOXIRI は, 原則通りであれば中等度催吐性リスクであるが, FOLFIRINOX に関しては, その催吐性の高さから国内第Ⅱ相試験も NK$_1$受容体拮抗薬を併用して行われており, 海外でも NK$_1$受容体拮抗薬の使用が推奨されている。FOLFOXIRI も類似レジメンであり, 海外の多くの試験で高い催吐性リスクが報告されているため, この両レジメンは高度催吐性リスクとした。 *2 GEM と他の軽度催吐性リスクの薬剤の併用療法は, 原則通りであれば軽度催吐性リスクであるが, 国内第Ⅱ相試験では GEM 単剤でも嘔吐発現率が31.5%であり, 他の薬剤を併用した試験では GEM 単剤より催吐性リスクが高いと報告されていることから, この両レジメンは中等度催吐性リスクとした。 *3 胆道がんに対する GEM/CDDP および GEM/CDDP/S-1 (CDDP 25 mg/m^2) は, CDDP を含むため原則通りであれば高度催吐性リスクであるが, 臨床試験の結果では軽度催吐性リスクである GEM 単剤と Grade 3 以上の嘔吐に大きな差はなく, GEM/CDDP/S-1 では All Grade で51%, Grade 3 以上は 3% 未満であるため, このレジメンは中等度催吐性リスクとした。

注意：表中の投与量, 投与方法, 投与スケジュールは参考情報であり, レジメン内容については各診療ガイドライン等を確認すること。

3 頭頸部がん

催吐性リスク	レジメン	一般名	投与法	対象疾患
高度	5-FU/CDDP	フルオロウラシル＋シスプラチン	5-FU 1,000 mg/m^2/24 h（d1-4），CDDP 100 mg/m^2（d1）：q3w	頭頸部がん
	5-FU/CDDP/セツキシマブ	フルオロウラシル＋シスプラチン＋セツキシマブ	5-FU 1,000 mg/m^2/24 h（d1-4），CDDP 100 mg/m^2（d1），セツキシマブ 初回 400 mg/m^2，維持 250 mg/m^2（d1, 8, 15）：q3w	頭頸部がん
	5-FU/CDDP/ペムブロリズマブ	フルオロウラシル＋シスプラチン＋ペムブロリズマブ	5-FU 1,000 mg/m^2/24 h（d1-4），CDDP 100 mg/m^2（d1），ペムブロリズマブ 200 mg（d1）：q3w	頭頸部がん
	CDDP（放射線治療と併用）	シスプラチン	100 mg/m^2（d1）：q3w　または　40 mg/m^2（d1）：q1w	頭頸部がん
	DTX/5-FU/CDDP	ドセタキセル＋フルオロウラシル＋シスプラチン	DTX 75 mg/m^2（d1），5-FU 750 mg/m^2/24 h（d1-5），CDDP 75 mg/m^2（d1）：q3w	頭頸部がん
中等度	5-FU/CBDCA/セツキシマブ	フルオロウラシル＋カルボプラチン＋セツキシマブ	5-FU 1,000 mg/m^2/24 h（d1-4），CBDCA（AUC 5）（d1），セツキシマブ 初回 400 mg/m^2，維持 250 mg/m^2（d1, 8, 15）：q3w	頭頸部がん
	5-FU/CBDCA/ペムブロリズマブ	フルオロウラシル＋カルボプラチン＋ペムブロリズマブ	5-FU 1,000 mg/m^2/24 h（d1-4），CBDCA（AUC 5）（d1），ペムブロリズマブ 200 mg（d1）：q3w	頭頸部がん
	PTX/CBDCA/セツキシマブ	パクリタキセル＋カルボプラチン＋セツキシマブ	PTX 100 mg/m^2（d1, 8），CBDCA（AUC 2.5）（d1, 8），セツキシマブ 初回 400 mg/m^2，維持 250 mg/m^2（d1, 8, 15）：q3w	頭頸部がん
	レンバチニブ	レンバチニブ	24 mg/body	甲状腺がん
解説			頭頸部がんのキードラッグは白金製剤（CDDP もしくは CBDCA）であり，単剤あるいは併用療法が標準療法として使用される。CBDCA 併用レジメンは中等度催吐性リスクに分類されているが，CBDCA の用量が AUC≧4 の場合には，5-HT$_3$受容体拮抗薬，デキサメタゾン，NK$_1$受容体拮抗薬を併用する。セツキシマブ単剤療法を行う際は制吐療法は考慮しなくてよい。	

注意：表中の投与量，投与方法，投与スケジュールは参考情報であり，レジメン内容については各診療ガイドライン等を確認すること。

催吐性リスク	レジメン	一般名	投与法	対象疾患
高度	AC	ドキソルビシン＋シクロホスファミド	DXR 60 mg/m^2（d1），CPA 600 mg/m^2（d1）：q3w	乳がん
	EC	エピルビシン＋シクロホスファミド	EPI 90 mg/m^2（d1），CPA 600 mg/m^2（d1）：q3w	乳がん
	FAC	フルオロウラシル＋ドキソルビシン＋シクロホスファミド	5-FU 500 mg/m^2（d1），DXR 50 mg/m^2（d1），CPA 500 mg/m^2（d1）：q3w	乳がん
	FEC	フルオロウラシル＋エピルビシン＋シクロホスファミド	5-FU 500 mg/m^2（d1），EPI 60-100 mg/m^2（d1），CPA 500 mg/m^2（d1）：q3w	乳がん
	TAC	ドセタキセル＋ドキソルビシン＋シクロホスファミド	DTX 75 mg/m^2(d1)，DXR 50 mg/m^2(d1)，CPA 500 mg/m^2（d1）：q3w	乳がん
中等度	CMF	シクロホスファミド＋メトトレキサート＋フルオロウラシル	CPA 100 mg/m^2(d1-14経口)，MTX 40 mg/m^2（d1, 8），5-FU 600 mg/m^2（d1, 8）：q4w	乳がん
	CPT-11	イリノテカン	100 mg/m^2（d1）：q1w	手術不能/再発乳がん
	TC	ドセタキセル＋シクロホスファミド	DTX 75 mg/m^2（d1），CPA 600 mg/m^2（d1）：q3w	乳がん
	T-DXd	トラスツズマブ デルクステカン	5.4 mg/kg（d1）：q3w	HER2 陽性の手術不能/再発乳がん
	トラスツズマブ/DTX/CBCDA	トラスツズマブ＋ドセタキセル＋カルボプラチン	トラスツズマブ 初回 4 mg/kg（d1）→2回目以降 2 mg/kg(d1)，DTX 75 mg/m^2(d1)，CBCDA（AUC 6）(d1)：q3w	HER2 陽性の乳がん
解説			乳がんの薬物療法としては，アントラサイクリン系薬剤とタキサン系薬剤の2剤を中心とした抗がん薬治療と，タモキシフェン，アロマターゼ阻害薬を中心とする内分泌療法があり，がんに対する選択性が高く，副作用が重篤なものが少ないことから，分子標的治療薬が第3のカテゴリーとされている。その中でヒト上皮増殖因子受容体2型受容体（HER2：human epidermal growth factor receptor 2）のマウス由来モノクローナル抗体であるトラスツズマブが HER2 陽性患者の術後補助療法において承認されている。抗 HER2 抗体を利用した薬剤・レジメンの開発も進んでいる。 乳がんへの罹患は，女性，若年が多い関係で催吐性リスクも高いと考えられるが，高度催吐性リスクに入るレジメンとしては，アントラサイクリン系薬剤を用いたレジメンのみである。CBDCA 併用レジメンは中等度催吐性リスクに分類されてはいるが，CBDCA の用量が AUC≧4 の場合には，5-HT$_3$受容体拮抗薬，デキサメタゾン，NK$_1$受容体拮抗薬を併用する。ベバシズマブ，トラスツズマブ，ペルツズマブを併用する場合については，これらの薬剤は最小度催吐性リスクであるため，併用するレジメンの催吐性リスクに従って悪心・嘔吐対策を行う。乳がん領域では様々な薬物療法を行っていくことが多く，初回治療薬剤による悪心・嘔吐を十分抑制することが，それ以降の治療の成功の鍵を握っている。 T-DXd の催吐性リスクについてはⅡ章を参照されたい。	

注意：表中の投与量，投与方法，投与スケジュールは参考情報であり，レジメン内容については各診療ガイドライン等を確認すること。

催吐性リスク	レジメン	一般名	投与法	対象疾患
高度	AP	ドキソルビシン＋シスプラチン	DXR 60 mg/m^2（d1），CDDP 50 mg/m^2（d1）：q3w	子宮体がん
	BEP	ブレオマイシン＋エトポシド＋シスプラチン	BLM 20〜30 mg/body（d1, 8, 15），ETP 100 mg/m^2（d1-5），CDDP 20 mg/m^2（d1-5）：q3w	卵巣胚細胞腫瘍
	CDDP	シスプラチン	CDDP 50 mg/m^2（d1）：q3w 放射線治療と併用の場合には CDDP 40 mg/m^2（d1）：q1w，5〜6サイクル	子宮頸がん
	CPTP	イリノテカン＋シスプラチン	CPT-11 60 mg/m^2（d1, 8, 15），CDDP 60 mg/m^2（d1）：q4w	卵巣がん，子宮頸がん
	DP	ドセタキセル＋シスプラチン	DTX 70 mg/m^2（d1），CDDP 60 mg/m^2（d1）：q3w	子宮体がん
	IP	イホスファミド＋シスプラチン	IFM 1,500 mg/m^2（d1-5），CDDP 20 mg/m^2（d1-5）：q3w	子宮癌肉腫
	TIP	パクリタキセル＋イホスファミド＋シスプラチン	PTX 175 mg/m^2（d1），IFM 1,000 mg/m^2（d1-5），CDDP 20 mg/m^2（d1-5）：q3w	卵巣胚細胞腫瘍
	TP*	パクリタキル＋シスプラチン	PTX 135 mg/m^2（d1），CDDP 50 mg/m^2（d2）：q3w，または，PTX 175 mg/m^2（d1），CDDP 50 mg/m^2（d1）：q3w	子宮頸がん
中等度	DXR	ドキソルビシン	75 mg/m^2（d1）：q3w	子宮体がん，子宮肉腫
	CPT-11	イリノテカン	100 mg/m^2（d1, 8, 15）：q4w	子宮頸がん，卵巣がん
	DC	ドセタキセル＋カルボプラチン	DTX 75 mg/m^2（d1），CBDCA（AUC 5）（d1）：q3w	卵巣がん
	dose-dense TC	パクリタキセル＋カルボプラチン	PTX 80 mg/m^2（d1, 8, 15），CBDCA（AUC 5-6）（d1）：q3w	卵巣がん
	GC*	ゲムシタビン＋カルボプラチン	GEM 1,000 mg/m^2（d1, 8），CBDCA（AUC 4）（d1）：q3w	卵巣がん
	IFM	イホスファミド	1,500 mg/m^2（d1-5）：q3w	子宮肉腫
	LP	レンバチニブ＋ペムブロリズマブ	レンバチニブ 20 mg/body po（d1-21），ペムブロリズマブ 200 mg/body（d1）：q3w	子宮体がん
	PLDC*	リポソーマルドキソルビシン＋カルボプラチン	PLD 30 mg/m^2（d1），CBDCA（AUC 5）（d1）：q4w	卵巣がん
	TC*	パクリタキセル＋カルボプラチン	PTX 175 mg/m^2（d1），CBDCA（AUC 5-6）（d1）：q3w	子宮頸がん，子宮体がん，卵巣がん
解説	婦人科がんの多くは白金製剤が有用で，CDDP または CBDCA との併用レジメンが多い。CBDCA 併用レジメンは中等度催吐性リスクに分類されてはいるが，CBDCA の用量が AUC≧4 の場合には，5-HT$_3$受容体拮抗薬，デキサメタゾン，NK$_1$受容体拮抗薬を併用する。ベバシズマブ（*は併用可能レジメン）は最小度催吐性リスクであるため，併用するレジメンの催吐性リスクに従って悪心・嘔吐対策を行う。			

注意：表中の投与量，投与方法，投与スケジュールは参考情報であり，レジメン内容については各診療ガイドライン等を確認すること。

付録

催吐性リスク	レジメン	一般名	投与法	対象疾患
高度	GEM/CDDP	ゲムシタビン＋シスプラチン	GEM 1,000 mg/m² (d1, 8, 15)，CDDP 70 mg/m² (d2)：q4w	膀胱がん
	MVAC	メトトレキサート＋ビノレルビン＋ドキソルビシン＋シスプラチン	MTX 30 mg/m² (d1, 15, 22)，VLB 3 mg/m² (d2, 15, 22)，ADR 30 mg/m² (d2)，CDDP 70 mg/m² (d2)：q4w	膀胱がん
	BEP	ブレオマイシン＋エトポシド＋シスプラチン	BLM 30 mg/body (d2, 9, 16)，ETP 100 mg/m² (d1-5)，CDDP 20 mg/m² (d1-5)：q3w	精巣・性腺外胚細胞腫瘍
	EP	エトポシド＋シスプラチン	ETP 100 mg/m² (d1-5)，CDDP 20 mg/m² (d1-5)：q3w	精巣・性腺外胚細胞腫瘍
	TIP	パクリタキセル＋イホスファミド＋シスプラチン	PTX 250 mg/m² (d1)，IFM 1,500 mg/m² (d2-5)，CDDP 20 mg/m² (d2-5)：q3w	精巣・性腺外胚細胞腫瘍
	VeIP	ビンブラスチン＋イホスファミド＋シスプラチン	VBL 0.11 mg/kg (d1, 2)，IFM 1,200 mg/m² (d1-5)，CDDP 20 mg/m² (d1-5)：q3w	精巣・性腺外胚細胞腫瘍
	VIP	エトポシド＋イホスファミド＋シスプラチン	ETP 75 mg/m² (d1-5)，IFM 1,200 mg/m² (d1-5)，CDDP 20 mg/m² (d1-5)：q3w	精巣・性腺外胚細胞腫瘍
中等度	GEM/CBDCA	ゲムシタビン＋カルボプラチン	GEM 1,000 mg/m² (d1, 8)，CBDCA AUC 4.5-5 (d1)：q3w	膀胱がん
	GEMOX	ゲムシタビン＋オキサリプラチン	GEM 1,000 mg/m² (d1, 8)，l-OHP 130 mg/m² (d1)：q3w	精巣・性腺外胚細胞腫瘍
解説			膀胱がんは CDDP 併用療法が標準であり，高度催吐性リスクのレジメンである。CBDCA 併用レジメンは中等度催吐性リスクに分類されてはいるが，CBDCA の用量が AUC≧4 の場合には，5-HT₃受容体拮抗薬，デキサメタゾン，NK₁受容体拮抗薬を併用する。腎細胞がんや前立腺がんは分子標的治療薬やドセタキセル，カバジタキセルが使用され，軽度・最小度催吐性リスクに分類される。 精巣・性腺外胚細胞腫瘍に対する薬物療法は CDDP をキードラッグとした併用療法が主体である。したがって高度催吐性リスク群に入るが，少量 5 日間連日投与である BEP 療法や EP 療法では 1～8 日目に悪心・嘔吐が認められる。従来，5-HT₃受容体拮抗薬は中等度催吐性リスクの薬剤投与期間中は継続投与し，デキサメタゾンも遅発期悪心・嘔吐をきたす可能性があれば投与終了後も 2～3 日継続することもある。近年，遅発期悪心・嘔吐に有効な 5-HT₃受容体拮抗薬，NK₁受容体拮抗薬の使用ができるようになり，有効な制吐療法を行える可能性が高まっている。	

注意：表中の投与量，投与方法，投与スケジュールは参考情報であり，レジメン内容については各診療ガイドライン等を確認すること。

催吐性 リスク	レジメン	一般名	投与法	対象疾患
高度	BEP	ブレオマイシン＋エト ポシド＋シスプラチン	BLM 30 mg/body (d2, 9, 16), ETP 100 mg/m^2 (d1-5), CDDP 20 mg/m^2 (d1-5)：q3w	精巣・性腺外胚 細胞腫瘍
			BLM 20〜30 mg/body (d1, 8, 15), ETP 100 mg/m^2 (d1-5), CDDP 20 mg/m^2 (d1-5)：q3w	卵巣胚細胞腫瘍
	EP	エトポシド＋シスプラ チン	ETP 100 mg/m^2 (d1-5), CDDP 20 mg/m^2 (d1-5)：q3w	精巣・性腺外胚 細胞腫瘍
	TIP	パクリタキセル＋イホ スファミド＋シスプラ チン	PTX 250 mg/m^2 (d1), IFM 1,500 mg/m^2 (d2-5), CDDP 20 mg/m^2 (d2-5)：q3w	精巣・性腺外胚 細胞腫瘍
			PTX 175 mg/m^2 (d1), IFM 1,000 mg/m^2 (d1-5), CDDP 20 mg/m^2 (d1-5)：q3w	卵巣胚細胞腫瘍
	VeIP	ビンブラスチン＋イホ スファミド＋シスプラ チン	VBL 0.11 mg/kg (d1, 2), IFM 1,200 mg/m^2 (d1-5), CDDP 20 mg/m^2 (d1-5)：q3w	精巣・性腺外胚 細胞腫瘍
	VIP	エトポシド＋イホス ファミド＋シスプラチ ン	ETP 75 mg/m^2 (d1-5), IFM 1,200 mg/m^2 (d1-5), CDDP 20 mg/m^2 (d1-5)：q3w	精巣・性腺外胚 細胞腫瘍
中等度	GEMOX	ゲムシタビン＋オキサ リプラチン	GEM 1,000 mg/m^2 (d1, 8), l-OHP 130 mg/m^2 (d1)：q3w	精巣・性腺外胚 細胞腫瘍
解説			胚細胞性腫瘍に対する薬物療法はCDDPをキードラッグとした併用療法が主体である。したがって高度催吐性リスク群に入るが，少量5日間連日投与であるBEP療法やEP療法では1〜8日目に悪心・嘔吐が認められる。従来，5-HT_3受容体拮抗薬は中等度催吐性リスクの薬剤投与期間中は継続投与し，デキサメタゾンも遅発期悪心・嘔吐をきたす可能性があれば投与終了後も2〜3日継続することもある。近年，遅発期悪心・嘔吐に有効な5-HT_3受容体拮抗薬，NK_1受容体拮抗薬の使用ができるようになり，有効な制吐療法を行える可能性が高まっている。	

注意：表中の投与量，投与方法，投与スケジュールは参考情報であり，レジメン内容については各診療ガイドライン等を確認すること。

付録

催吐性リスク	レジメン	一般名	投与法	対象疾患
高度	ABVD	ドキソルビシン＋ブレオマイシン＋ビンブラスチン＋ダカルバジン	DXR 25 mg/m² (d1, 15)，BLM 10 mg/m² (d1, 15)，VBL 6 mg/m² (d1, 15)，DTIC 375 mg/m² (d1, 15)：q4w	悪性リンパ腫
	ABVd	ドキソルビシン＋ブレオマイシン＋ビンブラスチン＋ダカルバジン	DXR 25 mg/m² (d1, 15)，BLM 10 mg/m² (d1, 15)，VBL 6 mg/m² (d1, 15)，DTIC 250 mg/m² (d1, 15)：q4w	悪性リンパ腫
	BV/AVD	ブレンツキシマブ ベドチン＋ドキソルビシン＋ビンブラスチン＋ダカルバジン	BV 1.2 mg/kg (d1, 15)，DXR 25 mg/m² (d1, 15)，VBL 6 mg/m² (d1, 15)，DTIC 375 mg/m² (d1, 15)：q4w	悪性リンパ腫
	BV/CHP	ブレンツキシマブ ベドチン＋シクロホスファミド＋ドキソルビシン＋プレドニゾロン	BV 1.8 mg/kg (d1)，CPA 750 mg/m² (d1)，DXR 50 mg/m² (d1)，PSL 100 mg/body (d1-5)：q3w	悪性リンパ腫
	CHOP	シクロホスファミド＋ドキソルビシン＋ビンクリスチン＋プレドニゾロン	CPA 750 mg/m² (d1)，DXR 50 mg/m² (d1)，VCR 1.4 mg/m² (d1)，PSL 100 mg/body (d1-5)：q3w	悪性リンパ腫
	CPA	シクロホスファミド	1,500 mg/m²以上の大量療法	悪性リンパ腫
	EPOCH	エトポシド＋プレドニゾロン＋ビンクリスチン＋シクロホスファミド＋ドキソルビシン	ETP 50 mg/m²/24 h (d1-4)，PSL 60 mg/m² (d1-5)，VCR 0.4 mg/m²/24 h (d1-4)，CPA 750 mg/m² (d5)，DXR 10 mg/m²/24 h (d1-4)：q3w	悪性リンパ腫
	ESHAP	メチルプレドニゾロン＋エトポシド＋シタラビン＋シスプラチン	mPSL 500 mg/m² (d1-5)，ETP 40 mg/m² (d1-4)，Ara-C 2,000 mg/m² (d5)，CDDP 25 mg/m²/24 h (d1-4)：q3w	悪性リンパ腫
	GDP	ゲムシタビン＋デキサメタゾン＋シスプラチン	GEM 1,000 mg/m² (d1, 8)，DEX 40 mg/body (d1-4)，CDDP 75 mg/m² (d1)：q3w	悪性リンパ腫
	Hyper-CVAD および MA 交替療法	シクロホスファミド＋ビンクリスチン＋ドキソルビシン＋デキサメタゾン/メトトレキサート＋シタラビン	CPA 300 mg/m²×2 (d1-3)，VCR 2 mg/body (d4, 11)，DXR 50 mg/m² (d4)，DEX 40 mg/body (d1-4, 11-14) および MTX 200 mg/m²/2 h，800 mg/m²/22 h (d1)，Ara-C 3,000 mg/m²×2 (d2-3)：q3w で交替投与	悪性リンパ腫
	Pola/R/CHP	ポラツズマブ ベドチン＋リツキシマブ＋シクロホスファミド＋ドキソルビシン＋プレドニゾロン	Pola 1.8 mg/kg (d1)，R 375 mg/m² (d1)，CPA 750 mg/m² (d1)，DXR 50 mg/m² (d1)，PSL 100 mg/body (d1-5)：q3w	悪性リンパ腫
	R-CHOP	リツキシマブ＋シクロホスファミド＋ドキソルビシン＋ビンクリスチン＋プレドニゾロン	R 375 mg/m² (d1)，CPA 750 mg/m² (d1)，DXR 50 mg/m² (d1)，VCR 1.4 mg/m² (d1)，PSL 100 mg/body (d1-5)：q3w	悪性リンパ腫

（次ページにつづく）

催吐性リスク	レジメン	一般名	投与法	対象疾患
中等度	AZA	アザシチジン	75 mg/m^2 (d1-7)：q4w	骨髄異形成症候群
	AZA/ベネトクラクス	アザシチジン＋ベネトクラクス	AZA 75 mg/m^2 (d1-7)，ベネトクラクス 100 mg (d1)，200 mg (d2)，400 mg (d3-28, 2 サイクル目 d1-28)：q4w	急性骨髄性白血病
	BU	ブスルファン	他の抗がん薬との併用において，1 回 0.8 mg/kg を 2 時間かけて点滴静注。6 時間毎に 1 日 4 回，4 日間投与。	造血幹細胞移植の前治療
	CPA	シクロホスファミド	1,500 mg/m^{2}以下	悪性リンパ腫
	CPT-11	イリノテカン	40 mg/m^2 (d1-3)：q1w 2-3 サイクル後 2 週以上休薬	悪性リンパ腫
	CVP	シクロホスファミド＋ビンクリスチン＋プレドニゾロン	CPA 750 mg/m^2(d1)，VCR 1.4 mg/m^2(d1)，PSL 40 mg/m^2 (d1-5)：q3w	悪性リンパ腫
	DeVIC	デキサメタゾン＋エトポシド＋イホスファミド＋カルボプラチン	DEX 40 mg/body (d1-3)，ETP 100 mg/m^2 (d1-3)，IFM 1,500 mg/m^2 (d1-3)，CBDCA 300 mg/m^2 (d1)：q3w　放射線治療併用時は悪心が高度になるリスクあり	悪性リンパ腫
	DNR/Ara-C	ダウノルビシン＋シタラビン	DNR 50 mg/m^2 (d1-5)，Ara-C 100 mg/m^2/24 h (d1-7)	急性骨髄性白血病
	ICE	イホスファミド＋カルボプラチン＋エトポシド	IFM 1,200 mg/m^2 (d1-5)，CBDCA 400 mg/m^2 (d1)，ETP 100 mg/m^2 (d1-5)：q3w	悪性リンパ腫
	IDR/Ara-C	イダルビシン＋シタラビン	IDR 12 mg/m^2 (d1-3)，Ara-C 100 mg/m^2/24 h (d1-7)	急性骨髄性白血病
	MTX	メトトレキサート	1,000 mg/m^{2}以上の大量療法	急性白血病 悪性リンパ腫
	R/Pola/BEN	リツキシマブ＋ポラツズマブ ベドチン＋ベンダムスチン	R 375 mg/m^2 (d1)，Pola 1.8 mg/kg (d2, 2 サイクル目 d1)，ベンダムスチン 90 mg/m^2 (d2, 3, 2 サイクル目 d1, 2)：q4w	悪性リンパ腫
	R/BEN	リツキシマブ＋ベンダムスチン	R 375 mg/m^2 (d1)，ベンダムスチン 90 mg/m^2 (d1, 2)：q4w	悪性リンパ腫
	アレムツズマブ	アレムツズマブ	30 mg/body (週 3 回，隔日)，開始時 3 mg/body→10 mg/body	慢性リンパ性白血病
	イノツズマブ オゾガマイシン	イノツズマブ オゾガマイシン	0.8 mg/m^2 (d1)，0.5 mg/m^2 (d8, d15)：q4w	CD22 陽性急性リンパ性白血病
	イマチニブ	イマチニブ	慢性期 400〜600 mg/body，移行期・急性期 600〜800 mg/body	慢性骨髄性白血病
			600 mg/body	Ph 陽性急性リンパ性白血病
	オビヌツズマブ/BEN	オビヌツズマブ＋ベンダムスチン	オビヌツズマブ 1,000 mg (d1, 8, 15, 2 サイクル目 d1)，ベンダムスチン 90 mg/m^2 (d1, 2)：q4w	悪性リンパ腫
	BEN	ベンダムスチン	120 mg/m^2 (d1, 2)：q3w	悪性リンパ腫
	ボスチニブ	ボスチニブ	500 mg/body	慢性骨髄性白血病
	三酸化ヒ素	三酸化ヒ素	寛解導入療法 0.15 mg/kg 1 日 1 回 60 回以内 寛解導入療法　5 週で 25 回	急性前骨髄性白血病

付録

（次ページにつづく）

解説	急性・慢性白血病，悪性リンパ腫，骨髄異形成症候群，多発性骨髄腫などに代表される造血器腫瘍は，他の固形腫瘍と比較し，薬物療法への感受性が高く，より強力な多剤併用療法や高用量の投与法が施行されることが多い。各種レジメンの悪心・嘔吐を予測するためには，MASCC/ESMO ガイドライン 2016，ASCO ガイドライン 2020，NCCN ガイドライン 2023 ver. 2 における各薬剤の単剤でのリスク分類を指標として評価するのが妥当である。 この中でも，日常診療において使用頻度が高い併用療法レジメンを列挙し，悪心・嘔吐のリスク別に分類する。 また，悪性リンパ腫や白血病では，消化管や中枢神経病変の合併，治療として放射線治療（頭蓋内，脊髄，上腹部など）の併用による悪心・嘔吐があるため，単に抗がん薬による副作用のみならず，他の原因を念頭に置いた総合的な悪心・嘔吐リスクの把握・予防対策が望まれる。 近年，多数の分子標的治療薬が使用可能になった。特に多発性骨髄腫の分野では併用療法として使用する薬剤も増えている。催吐性リスクについて，概ね軽度催吐性リスク以下のものが多い。分子標的治療薬においても，予想より悪心・嘔吐が強い症例もあり，患者のリスク因子も考慮して制吐療法を行うことが重要である。

注意：表中の投与量，投与方法，投与スケジュールは参考情報であり，レジメン内容については各診療ガイドライン等を確認すること。

9 骨軟部腫瘍

催吐性リスク	レジメン	一般名	投与法	対象疾患
高度	CDDP/DXR	シスプラチン＋ドキソルビシン	CDDP 100 mg/m² (d1)，DXR 30 mg/m² (d1-2) あるいは DXR 25 mg/m² (d1-3)：q3w	骨腫瘍
	ＣＤＤＰ/ＤＸＲ/HD-MTX	シスプラチン＋ドキソルビシン＋高用量メトトレキサート	CDDP 100 mg/m² (d1)，DXR 25 mg/m² (d1-3)，MTX 10,000 mg/m²以上の大量療法	骨腫瘍
	DXR/IFM	ドキソルビシン＋イホスファミド	DXR 30 mg/m² (d1-2)，IFM 2,000 mg/m² (d1-5)：q3w	骨軟部腫瘍
	NECO-95 J*	シスプラチン＋ドキソルビシン＋イホスファミド＋メトトレキサート	CDDP，DXR，IFM，MTX	骨肉腫
	VAC	ビンクリスチン＋アクチノマイシン D＋シクロホスファミド	VCR 1.5 mg/m² (d1, 8, 15)，Act-D 0.045 mg/kg (d1)，CPA 2,200 mg/m² (d1)：q3w	骨軟部腫瘍
	VACA*	ビンクリスチン＋アクチノマイシン D＋シクロホスファミド＋ドキソルビシン	VCR，Act-D，CPA，DXR	骨腫瘍
	VACA/IE*	ビンクリスチン＋アクチノマイシン D＋シクロホスファミド＋ドキソルビシン＋イホスファミド＋エトポシド	VCR，Act-D，CPA，DXR，IFM，ETP	骨腫瘍
	VAIA*	ビンクリスチン＋アクチノマイシン D＋イホスファミド＋ドキソルビシン	VCR，Act-D，IFM，DXR	骨腫瘍
	ＶＤＣＡ および IFM/ETP 交替療法	ビンクリスチン＋ドキソルビシン＋シクロホスファミド＋イホスファミド＋エトポシド	VCR 2 mg/body(d1)，DXR 75 mg/m²(d1)，ＣＰＡ 1,200 mg/m² (d1)，および IFM 1,800,000 mg/m² (d1-5)，ETP 100 mg/m² (d1-5)：q2w で交替投与	骨腫瘍
中等度	HD-MTX	高用量メトトレキサート	MTX 8,000,000〜12,000,000 mg/m² (d1)	骨腫瘍
	IFM/ETP	イホスファミド＋エトポシド	IFM 1,800 mg/m² (d1-5)，ETP 100 mg/m² (d1-5)：q3w	骨軟部腫瘍
	トラベクテジン	トラベクテジン	1.2 mg/m² (d1)：q3w	悪性軟部腫瘍
解説			骨軟部腫瘍は悪性骨腫瘍と軟部肉腫に大別される。骨腫瘍の中でも頻度の多い骨肉腫は，切除可能な例では手術療法を中心に，術前・術後にがん薬物療法が行われる。単剤としては CDDP，DXR，MTX，IFM が有効である。代表レジメンとして，CDDP/DXR，HD-MTX，CDDP/DXR/HD-MTX，IFM/ETP がある。これら多剤併用療法の多くは全身投与（静脈内投与）されるが，ときに CDDP，DXR の動注療法が行われる。骨腫瘍の中の Ewing 肉腫は薬剤感受性が高いとされ，単剤では DXR，CPA，VCR，IFM，ETP，Act-D，MTX が有効である。代表レジメンとしては，VDCA および IFM/ETP 交替療法，VACA，VAIA，VACA/IE が挙げられる。軟部肉腫（非小円形細胞肉腫）は，キードラッグは DXR と IFM であり，DTIC や ETP も有効である。骨軟部腫瘍に対するレジメンは，単剤で高度催吐性リスクに分類される CDDP，DTIC や中等度催吐性リスクである DXR，CPA を含むレジメンであり，高度催吐性リスクに準じた制吐療法を行う。	

*投与量は様々であるため記載を省略している。
注意：表中の投与量，投与方法，投与スケジュールは参考情報であり，レジメン内容については各診療ガイドライン等を確認すること。

付録

催吐性リスク	レジメン	一般名	投与法	対象疾患
高度	DTIC	ダカルバジン	$850 \sim 1,000 \ \text{mg/m}^2$（d1），あるいは $200 \sim 250 \ \text{mg/m}^2$（d1-5）：q4w	悪性黒色腫
	FP	シスプラチン＋フルオロウラシル	CDDP $80 \ \text{mg/m}^2$（d1），5-FU $800 \ \text{mg/m}^2$（d1-5）：q4w	有棘細胞がん（皮膚扁平上皮がん）
	CA	シスプラチン＋ドキソルビシン	CDDP $25 \ \text{mg/m}^2$（d1-3），DXR $50 \ \text{mg/m}^2$（d1）：q4w	有棘細胞がん（皮膚扁平上皮がん）
中等度	CBDCA/PTX	カルボプラチン＋パクリタキセル	CBDCA（AUC 5-6）（d1），PTX $175 \ \text{mg/m}^2$（d1）：q3w	悪性黒色腫
	CPT-11	イリノテカン	$100 \ \text{mg/m}^2$（d1, 8, 15）：q5w	有棘細胞がん（皮膚扁平上皮がん）
解説			皮膚悪性腫瘍の中で薬物療法が必要となるのは，悪性黒色腫，有棘細胞がん，乳房外パジェット病，血管肉腫，メルケル細胞がんなどである。悪性黒色腫の治療は，手術療法を中心とした集学的治療が行われる。なかでも遠隔転移例や術後補助療法として薬物療法が施行される。近年は分子標的治療薬や免疫チェックポイント阻害薬が頻用されており，それらの催吐性リスクは一般的に低い。細胞障害性抗がん薬の中心であるDTIC は高度催吐性リスクに分類されている。悪性黒色腫以外の皮膚悪性腫瘍は外科的切除が中心であり，有効な薬物療法が確立していないが，CDDP を含む多剤併用レジメンが使用されることがあり，その際は高度催吐性リスクに準じた制吐療法が推奨される。	

注意：表中の投与量，投与方法，投与スケジュールは参考情報であり，レジメン内容については各診療ガイドライン等を確認すること。

11 脳腫瘍

催吐性リスク	レジメン	一般名	投与法	対象疾患
高度	PAV	プロカルバジン＋ニムスチン＋ビンクリスチン	PCZ 75 mg/m^2 (d8-21)，ACNU 80 mg/m^2 (d1)，VCR 1.4 mg/m^2 (d8, 29)：q6w	神経膠腫
中等度	TMZ	テモゾロミド	150 mg/m^2 (d1-5)：q4w	神経膠腫
解説		悪性神経膠腫に代表される悪性脳腫瘍は，浸潤性発育をするため治療に難渋する予後不良な疾患であり，手術，放射線治療と併用して薬物療法が施行される。悪性星細胞腫（退形成性星細胞腫および膠芽腫）に対しては，経口アルキル化薬であるテモゾロミドと放射線照射との併用が有用である。テモゾロミドにベバシズマブが併用されることもあるが，ベバシズマブは最小度催吐性リスクであるため，テモゾロミド単剤投与に準じて中等度催吐性リスクとして扱う。頭蓋内腫瘍は疾患の特徴として潜在的に脳圧亢進による悪心をきたしやすい状態であり，また，放射線照射を併用することが多いため，それらが要因である悪心・嘔吐を念頭に置いて治療を行う。退形成性乏突起膠腫では PAV などの併用療法が行われることがあり，プロカルバジンを含むため高度催吐性リスクとして予防対策を取る。		

注意：表中の投与量，投与方法，投与スケジュールは参考情報であり，レジメン内容については各診療ガイドライン等を確認すること。

付録

催吐性リスク	レジメン	一般名	投与法	対象疾患
高度	CDDP/5-FU	シスプラチン＋フルオロウラシル	CDDP 80～100 mg/m^2 (d1), 5-FU 800～1,000 mg/m^2/24 h ci (d1-4 or 1-5)：q3-4 w	原発不明扁平上皮がん
	CDDP/CPT-11	シスプラチン＋イリノテカン	CDDP 60 mg/m^2 (d1), CPT-11 60 mg/m^2 (d1, 8, 15)：q4w	原発不明神経内分泌腫瘍（未分化がん・小細胞がん）
	CDDP/DTX/5-FU	シスプラチン＋ドセタキセル＋フルオロウラシル	CDDP 75～100 mg/m^2 (d1), DTX 75 mg/m^2 (d1), 5-FU 750～1,000 mg/m^2/24 h (d1-4 or 1-5)：q3w	原発不明扁平上皮がん
	CDDP/ETP	シスプラチン＋エトポシド	CDDP 60～80 mg/m^2 (d1), ETP 100～120 mg/m^2 (d1-3)：q3w	原発不明神経内分泌腫瘍（未分化がん・小細胞がん）
	CDDP/GEM	シスプラチン＋ゲムシタビン	CDDP 100 mg/m^2 (d1), GEM 1,250 mg/m^2 (d1, 8)：q3w	原発不明腺がん
	ci-ip P T X/ip CDDP	パクリタキセル＋シスプラチン	PTX 135 mg/m^2 24h ci (d1), PTX 80 mg/m^2 ip (d8), CDDP 100 mg/m^2 ip (d2)：q3w	腹膜腺がん
中等度	CAPOX	カペシタビン＋オキサリプラチン	Cape 2,000 mg/m^2/day (d1-14), l-OHP 130 mg/m^2/2h (d1)：q3w	原発不明腺がん
	CBDCA/DTX	カルボプラチン＋ドセタキセル	CBDCA (AUC 5-6) (d1), DTX 60～75 mg/m^2 (d1)：q3w	腹膜腺がん
	CBDCA/ETP	カルボプラチン＋エトポシド	CBDCA (AUC 5-6) (d1), ETP 100 mg/m^2 (d1-3)：q3w	原発不明神経内分泌腫瘍（未分化がん・小細胞がん）
	CBDCA/PTX	カルボプラチン＋パクリタキセル	CBDCA (AUC 5-7.5) (d1), PTX 175 mg/m^2 (d1)：q3w	腹膜腺がん・原発不明腺がん
	DTX/GEM	ドセタキセル＋ゲムシタビン	DTX 75 mg/m^2 (d1), GEM 1,000 mg/m^2 (d1, 8)：q3w	原発不明腺がん
	FOLFOX	ロイコボリン＋フルオロウラシル＋オキサリプラチン	mFOLFOX6：l-LV 200 mg/m^2/2h, 5-FU bolus 400 mg/m^2, 5-FU ci 2,400～3,000 mg/m^2/46h, l-OHP 85 mg/m^2/2h：q2w	原発不明腺がん・扁平上皮がん
解説		原発不明がんの場合は組織型により抗がん薬の選択が異なるも，キードラッグは白金製剤であるため，ほとんどの場合にCDDPかCBDCAが含まれ，最近ではl-OHPを含むレジメンも利用されている．腹膜腺がんの場合は卵巣がんに準じたレジメン選択となり，抗がん薬の腹腔内投与も行われるが，催吐性リスクは静脈内投与の場合と同様に考えて処置を行う．CBDCA併用レジメンは中等度催吐性リスクに分類されてはいるが，CBDCAの用量がAUC≧4の場合には，5-HT$_3$受容体拮抗薬，デキサメタゾン，NK$_1$受容体拮抗薬を併用する．		

注意：表中の投与量，投与方法，投与スケジュールは参考情報であり，レジメン内容については各診療ガイドライン等を確認すること．

2. 外部評価

　本ガイドラインは草案段階で，制吐薬適正使用ガイドライン評価ワーキンググループによる外部評価，がん診療ガイドライン評価委員会によるガイドライン作成手法の評価（AGREE Ⅱ評価）を受けた。また，日本癌治療学会のほか，日本臨床腫瘍学会，日本サイコオンコロジー学会，日本がんサポーティブケア学会，日本放射線腫瘍学会，日本医療薬学会，日本がん看護学会の協力を得て，パブリックコメント募集を行った。外部評価にご協力くださった評価ワーキンググループ，がん診療ガイドライン評価委員会の皆様，コメントをお寄せくださった各学会会員の皆様には心より感謝したい。

　以下，これらの外部評価で寄せられた主な意見に対する見解と対応を示す。なお，解説内容修正の指摘があったものについては，本ガイドライン改訂ワーキンググループ（改訂 WG）で検討したうえで修正を行った。用語・誤字・脱字等の指摘には適宜対応した。

1 評価ワーキンググループによる外部評価およびパブリックコメントで寄せられた意見とその対応

1 本ガイドライン全般について

・全体に難しい表現が多く，患者・家族が参考にすることが難しいのではないか

　今版から患者 2 名が改訂 WG 委員として参加し，作成の各工程における協議にも加わっているが，主な利用者として「がん薬物療法および放射線治療実施医療機関において患者と直接的な関わりをもつ医療従事者（医師，看護師，薬剤師等）」を念頭に置いているため，専門性が高い内容が多くなっていることは否めない。今後，本ガイドラインとは別に，「患者向けのガイドライン」を作成することを検討している。

・レジメンの支持療法を考えるうえで重要な薬物相互作用の記載がなくなっている

　薬物相互作用については，委員の間でも議論した。現状では実際の薬物間の相互作用を示す詳細なデータが存在しないまま「おそれや可能性」と明記されている場合が多いことを鑑み，臨床上の注意喚起目的で，Ⅱ章表 1 において「薬物相互作用」としてエビデンスのあるものについて記載することとした。また，Ⅴ章の総論にも記載を追加した。今後，各薬剤の薬物相互作用に関するデータの蓄積と解析を待ち，記載を充実させていきたい。

・SPARED 試験，CONSOLE 試験などの本邦のランダム化第Ⅲ相比較試験のデータは重要性が高く，ガイドラインへ反映すべきである

　発刊スケジュール上の制約により，検索年代以降の文献は今回のシステマティックレビューへの反映は困難であったが，重要なエビデンスについては，各 CQ 解説内において，システマティックレビューには含まれていないことを明示したうえで，適宜言及している。部分改訂時には，2021 年以降のエビデンスを含めたシステマティックレビューを行う予定である。

・現在，ガイドラインごとに催吐性リスク分類の揺れがあり混乱している。エビデンスに基づく検討を行うなら，催吐性リスクごとではなく，抗がん薬やレジメンごとに CQ を設定すべきである

　レジメンごとの CQ 設定を行えば，システマティックレビューでより厳密なエビデンスが得られ，正確な推奨につながる可能性はあるが，同時に CQ 数が際限なく増大する懸念と，レジメンによっては十分なエビデンスが得られない可能性もある。改訂 WG でもレジメンごとの CQ 設定を行うか議論したが，今回の改訂においては従来どおり，催吐性リスクごとにレビューを行った。重要な問題であり，今後の検討課題とする。

❷ Ⅱ章について

・NCCN ガイドラインでは，トラスツズマブ デルクステカンの催吐性リスクが中等度から高度に変更となっているが，本ガイドラインとしての見解を示すべき

　注射薬の催吐性リスク表内のトラスツズマブ デルクステカン，sacituzumab govitecan を中等度催吐性リスクに分類したうえで，注釈を追記した。今後，制吐療法に関する臨床試験の結果が蓄積されれば，$AUC \geqq 4$ のカルボプラチンと同様，この 2 剤は中等度催吐性リスクでありながら，高度催吐性リスク抗がん薬に準じて 3 剤併用療法を適応すべきとされる可能性がある。

・表 2 で中等度催吐性リスクとされているカルボプラチンについて，アルゴリズムでは「中等度催吐性リスク抗がん薬に対する制吐療法」の中に位置付けられており，「高度催吐性リスクに準じた扱い」の意味が分かりにくい

　表 2 のカルボプラチンに対する注記を修正するとともに，BQ3 ステートメントは「中等度催吐性リスク抗がん薬による急性期の悪心・嘔吐に対しては，5-HT_3 受容体拮抗薬とデキサメタゾンを併用する。催吐性が高いカルボプラチン（$AUC \geqq 4$）においては NK_1 受容体拮抗薬を加えた 3 剤を併用する。」と変更した。

・抗がん薬投与開始後 120 時間以上持続する超遅発期悪心・嘔吐を記載すべき

　ご指摘に従って記載を追加した。

❸ 個別の Question について

●BQ2：高度催吐性リスク抗がん薬に対する 5-HT_3 受容体拮抗薬の選択において考慮すべき点は何か？

・現時点（2023 年 4 月）では 4 剤併用下において第 1 世代と第 2 世代を比較したデータは存在しない

　ご指摘に従って記載を修正した。

・ステートメントの記載について，読者に誤解のないよう「急性期の制吐効果はほぼ同等であるが，」とすべき

　ご指摘に従って記載を修正した。

●BQ3：中等度催吐性リスク抗がん薬に対する制吐療法にはどのようなものがあるか？

・オキサリプラチンは，2つのメタアナリシスで NK_1 受容体拮抗薬を追加する意義は否定的であり，修正すべき

　　ご指摘に従って，CQ1 と BQ3 と記載をそろえ，記載を修正した。

●BQ4：中等度催吐性リスク抗がん薬に対する 5-HT$_3$ 受容体拮抗薬の選択において考慮すべき点は何か？

・参考文献の Ann Oncol. 2016；27：1601-6. では，臨床的に問題となる遅発期に関してはパロノセトロン群が第1世代 5-HT$_3$ 受容体拮抗薬に比較して有意に良好であり，「効果の差が大きくない」との表現は不適切である

　　ご指摘に従って，文献の内容を正確に示すため，解説を一部修正した。

●CQ1：高度催吐性リスク抗がん薬の悪心・嘔吐予防として，3剤併用療法（5-HT$_3$ 受容体拮抗薬＋NK_1 受容体拮抗薬＋デキサメタゾン）へのオランザピンの追加・併用は推奨されるか？

・直接比較ではないため，「オランザピン 5 mg と 10 mg を比較したランダム化比較試験では」という表現は適切でない

　　ご指摘に従って，文献の内容を正確に示すため，解説を一部修正した。

・「オランザピンの追加投与」の「追加」は削除すべき

　　もとの記載は救済投与をイメージさせるため，「追加投与」という表現を「追加・併用」へ変更した。

・推奨の根拠となっている RCT 2報は「CDDP or AC」と「CDDP」レジメンであり，高度催吐性リスクとしては適用が広くなるので推奨文か本文中で言及すべき。オランザピンの用量・投与方法について，J-FORCE 試験を根拠に「原則」とするのはやや早計に思われる

　　今回の改訂ではレジメンごとにエビデンスを収集していないので，次回改訂時の検討課題としたい。解説の記載については，ご指摘に従って「5 mg を1～4日目の夕食後に投与することが望ましい」と修正した。

・抗コリン作用と関連する便秘や口渇等も患者にとっては重要になるため言及すべき

　　今回のシステマティックレビューでは，オランザピン追加・併用による最も代表的な害として血糖上昇と傾眠を採用したが，今回検証できなかった便秘や口渇など，その他の害については今後の検討課題としたい。

●CQ2：高度催吐性リスク抗がん薬の悪心・嘔吐予防として，デキサメタゾンの投与期間を1日に短縮することは推奨されるか？

・CQ1 で4剤を強く推奨しているが，本 CQ の記載では3剤を併用するのが一般的であると誤解が生じる可能性があり，オランザピンを含まない3剤での評価であることを強調すべき。本邦の CDDP を対象とした SPARED 試験にも言及すべき

　　ご指摘に従って，解説の記載を「3剤併用療法（5-HT$_3$ 受容体拮抗薬，NK_1 受容体拮抗薬，デキサメタゾン）を行う場合に」と修正した。SPARED 試験については，今後の研究課題の項で言及して

いる。

- ・CQ で「高度催吐性リスク抗がん薬の〜」としているのに対し，推奨の中では AC 療法においてのみ言及されていることに違和感がある

　改訂開始当初は高度催吐性リスク抗がん薬全般を念頭に置いて CQ を設定したものの，システマティックレビューでは AC 療法以外の高度催吐性リスク抗がん薬においては，スペアリングに関するエビデンスが得られなかったことから，今版では AC 療法に限定した推奨としている。AC 療法，CDDP レジメンに分けた CQ 設定については，次版の検討課題としたい。

- ・CDDP レジメンを対象としたサブグループ解析の結果で非劣性が証明されていないことを根拠に「エビデンスは確立されていない」とすることはやや限界があるように思われる。患者背景を包括的に評価し適用を慎重に考える，というスタンスが正しいのではないか

　CDDP レジメンの標準制吐療法では，デキサメタゾンは「1〜4 日目の 4 日間投与」であるのに対し，当該試験の対照群では「1〜3 日目の 3 日間投与」になっていた。CDDP レジメンのサブグループ解析で非劣性が示されていないだけではなく，CDDP レジメンにおけるデキサメタゾン省略について適切なデザインで検証された非劣性試験が存在しないため，エビデンスは確立されていないとした。この点を検証した SPARED 試験は次回改訂時に取り込む予定である。

- ●CQ4：中等度催吐性リスク抗がん薬の悪心・嘔吐予防として，3 剤併用療法（5-HT$_3$ 受容体拮抗薬＋NK$_1$ 受容体拮抗薬＋デキサメタゾン）へのオランザピンの追加・併用は推奨されるか？
- ・CQ5 のほうは推奨なしになっているが，CQ4 も同様にエビデンスが不足しているため，推奨を決定できないように思われる

　本ガイドラインでは GRADE Grid による推奨決定方法を採用しており，推奨の強さはエビデンスの強さ以外の要素も含めて総合的に各委員が判断し，投票した結果により決定されるため，エビデンスの強さが類似する CQ とは必ずしも同様の結果とはならない。

- ●CQ5：中等度催吐性リスク抗がん薬の悪心・嘔吐予防として，2 剤併用療法（5-HT$_3$ 受容体拮抗薬＋デキサメタゾン）へのオランザピンの追加・併用は推奨されるか？
- ・各引用論文中に糖尿病患者が何人エントリーされていたのかという情報はないので，「糖尿病の患者が除外されていた」という記載は正確性に欠ける

　海外で実施された臨床試験では，糖尿病の程度によって除外されている報告や，除外されて有無が明確でない報告もあることから，記載を一部修正した。

- ●CQ6：中等度催吐性リスク抗がん薬の悪心・嘔吐予防として，デキサメタゾンの投与期間を 1 日に短縮することは推奨されるか？
- ・システマティックレビュー結果から，NV 割合においてのみ有意差をもって対照群が良好な結果であり，遅発期の CR 割合については，有意差はないものの対照群が良い傾向を示すものが多かったと記載されている。益については CQ の解決に足るエビデンスがない状態で，この結果からステロイドスペアリングを行うことについて「強く推奨」することは妥当といえるのか

　ご指摘いただいた点については要検討事案として認識しているが，システマティックレビューの結

果に基づいて行った推奨決定会議の投票結果を尊重したい。

- ●FQ1：軽度催吐性リスク抗がん薬の悪心・嘔吐予防として，5-HT$_3$受容体拮抗薬の投与は推奨されるか？
- ・直接比較ではないため，「オランザピン 5 mg と 10 mg を比較したランダム化比較試験では」という表現は適切でない

  ご指摘に従って，文献の内容を正確に示すため，解説を一部修正した。

- ●BQ6：予期性悪心・嘔吐に対する制吐療法にはどのようなものがあるか？
- ・予期性悪心・嘔吐に対する対策の中で「患者に対し，あらかじめ適切な制吐療法で対応していることを伝える」ことも重要ではないか

  ご指摘に従って記載を追加した。

- ●CQ9：細胞障害性抗がん薬の静脈内投与を連日受ける患者に対して，連日制吐療法は推奨されるか？
- ・Cytotoxic の日本語訳として「殺細胞性抗がん薬」は適切でないので，「細胞障害性抗がん薬」とすべき

  ご指摘に従って記載を修正した。

- ・「殺細胞性抗がん薬」は「シスプラチンまたはイホスファミド」と変更すべき

  当初は細胞障害性抗がん薬を連日投与する際の制吐療法について対象薬は限定せずに CQ を設定したが，結果的にシステマティックレビューで評価可能な文献がシスプラチン，イホスファミドを対象としたものが多かったため，CQ 文言は変更せずに記載した。

- ・エビデンスの強さと推奨の強さに乖離があるように思われる

  Minds 2017 では，重大とされたアウトカムの中から，一番弱いエビデンスの強さをエビデンスの総括としてのエビデンスの強さとして採用するとされていることから，本 CQ のエビデンスの強さは D（非常に弱い）となっている。一方，推奨決定会議では，エビデンスの強さ以外の要素も含めて総合的に推奨の強さが考慮されるため，強い推奨となった。今後のエビデンスの蓄積を踏まえて検討継続が必要な分野と思われた。

- ・「本 CQ の背景」において「今回は高度催吐性リスクとされるシスプラチンおよびイホスファミドを連日投与するレジメンに絞って検討した」と記載しているが，推奨文には催吐性リスクに関する記載はなく，細胞障害性抗がん薬全般に関する内容であると判断できる。本推奨の対象患者像および制吐療法を明確に示す必要があるのではないか

  本来であれば催吐性リスクごとに検討するべきであるが，システマティックレビューが膨大化するため，今回は重要臨床課題として催吐性リスクが高いレジメンに絞ってレビューを行った。

●FQ2：経口抗がん薬の悪心・嘔吐予防として，制吐薬の投与は推奨されるか？

・オラパリブ，ニラパリブは軽度催吐性リスクに分類されるのではないか

　重要臨床課題として取り上げた薬剤について検討を行ったので，中等度/軽度というよりも「比較的嘔気リスクが高い」として取り上げた。オラパリブ，ニラパリブについてはpivotal試験（SOLO1，SOLO2，NOVAなど）で嘔吐が30〜40％程度観察されており，II章の表3では中等度としている。

●FQ3：悪心・嘔吐予防としてオランザピンを投与しても突出性悪心・嘔吐をきたした場合，オランザピンの追加投与は推奨されるか？

・突出性悪心・嘔吐に対して有効な薬剤は非常に限られており，本案でもオランザピンおよびメトクロプラミドの2剤のみが記載されている。両剤は添付文書上の併用禁忌に指定されておらず，実臨床において他の治療選択肢も乏しいことから，悪心・嘔吐の症状に応じて錐体外路症状に注意しながら使用する事例が散見される。「オランザピンとの併用は錐体外路症状に注意すること」のような記載が妥当ではないか

　ご指摘に従って，記載を修正した。

●BQ9：制吐薬の注意すべき副作用にはどのようなものがあるか？

・オランザピンの副作用として，高血糖についても言及したほうがよい

　本BQでは制吐薬としての用法・用量における副作用を取り扱うため，オランザピンによる高血糖に関する記載は不要とした。

●CQ10：悪心・嘔吐に対して，非薬物療法を併施することは推奨されるか？

・いくつかの経口抗がん薬において，グレープフルーツジュースや高脂肪食等との相互作用が明らかにされており，添付文書に明記されている薬剤が多く存在する。このため，食事療法については，これらによる薬物動態上の変化も害の一つとして認識されることが重要であり，本案においても評価の一つとして記載する必要があるのではないか

　ご指摘に従って，記載を追加した。

④ 図表・付録類について

・PRO-CTCAEの表を掲載してはどうか

　本ガイドラインとして掲載を試みたが，当該の表は転載不可であることが判明したため，解説中での紹介にとどめた。

・ホスネツピタントについて「主な副作用」「併用禁忌・注意薬」の記載が不正確である

　薬物相互作用についてはII章の表1に項目を設け，エビデンスのあるアプレピタントとホスネツピタントの相互作用を個々に記載した。

1 AGREE II 評価結果

評価：7（強く同意）〜1（強く不同意）

項　目	評　価	コメント
DOMAIN 1. SCOPE AND PURPOSE		
1　The overall objective(s) of the guideline is (are) specifically described.	7	
2　The health question(s) covered by the guideline is (are) specifically described.	7	I 章の「6. Question の区分と呼称について」で，BQ は「基本的な知識（臨床的特徴，疫学的特徴，診療の全体の流れ）や広く実臨床に浸透している内容のうち，特にガイドラインとして記載が必要な Question」と定義されています。また「4) Question の作成」でも BQ の取り扱いについて，同様のことが書かれていますが，作業開始後に様々な理由により位置付けを変更された Question もあるようです。その場合，例えば「この Question は，前版では CQ であったが，委員間の合議で BQ とした。」などの記載があれば親切ではないかと思われました。また BQ1, 2, 3 は，CQ の位置付けにしたほうがいいのではないか（「広く実臨床に浸透している内容」とは思われないものが BQ になっているのではないか）というディスカッションが，評価委員会の中であったことを付記します。
3　The population (patients, public, etc.) to whom the guideline is meant to apply is specifically described.	7	
DOMAIN 2. STAKEHOLDER INVOLVEMENT		
4　The guideline development group includes individuals from all relevant professional groups.	7	様々な方々が参加されているのは，大変結構です。委員の所属先に加え，専門分野や職種の情報も記載されると，さらによいと思われます。
5　The views and preferences of the target population (patients, public, etc.) have been sought.	7	各 CQ に患者の価値観・好みに関する記載があります。さらに充実させるとよいでしょう。
6　The target users of the guideline are clearly defined.	7	
DOMAIN 3. RIGOUR OF DEVELOPMENT		
7　Systematic methods were used to search for evidence.	7	Web 上での文献検索式の公開が予定されているとのことで，期待しています。
8　The criteria for selecting the evidence are clearly described.	7	I 章に文献採択基準の記載があります。①から④まで，選択順序のヒエラルキーがあることが読み取れますが，読者によっては伝わりにくいのではないかという意見がありました。
9　The strengths and limitations of the body of evidence are clearly described.	7	エビデンス総体を意識した記載があり，大変結構です。リスクオブバイアスやエビデンス総体の評価シートなどの情報も，検索式同様，Web で公開されるとよいでしょう。またその旨を，本文中に記載してください。

（次ページにつづく）

付録

10	The methods for formulating the recommendations are clearly described.	7	
11	The health benefits, side effects, and risks have been considered in formulating the recommendations.	7	
12	There is an explicit link between the recommendations and the supporting evidence.	6	
13	The guideline has been externally reviewed by experts prior to its publication.	7	現在は外部評価・パブリックコメント期間中とのことです。出版される前に，外部評価等の結果に基づいてどのように対応されたかを，記載されるようにお願いします。
14	A procedure for updating the guideline is provided.	7	

DOMAIN 4. CLARITY OF PRESENTATION			
15	The recommendations are specific and unambiguous.	7	
16	The different options for management of the condition or health issue are clearly presented.	6	小児や高齢者，合併症をもつ患者等への言及もあると，さらに良いと思います。非薬物療法についても，章立てて記載されているのは大変結構です。エビデンスは少ないと思いますが，各手法に適する患者についての記載も増やしていただければと思います。
17	Key recommendations are easily identifiable.	7	

DOMAIN 5. APPLICABILITY			
18	The guideline describes facilitators and barriers to its application.	6	施設間格差や他科連携についても，さらに記載を増やしていただければと思います。
19	The guideline provides advice and/or tools on how the recommendations can be put into practice.	6	Web版の公開予定があり，英語版の作成予定もあるようです。扱うテーマの特性上，簡易版などもあるといいでしょう。
20	The potential resource implications of applying the recommendations have been considered.	7	コストやリソースに関する記述はありますが，さらに増やされるとよいと思います。
21	The guideline presents monitoring and/or auditing criteria.	5	Quality Indicator (QI) を設定し，Webアンケート調査を行う予定があるとのことです。QIに関する言及があるのは，素晴らしいです。QIの調査項目を選ばれた理由についても，簡単に記載されるとよいでしょう。次版に期待します。

DOMAIN 6. EDITORIAL INDEPENDENCE			
22	The views of the funding body have not influenced the content of the guideline.	7	
23	Competing interests of guideline development group members have been recorded and addressed.	7	

OVERALL GUIDELINE ASSESSMENT			
1	Rate the overall quality of this guideline.	6	
2	I would recommend this guideline for use.	Yes	

（次ページにつづく）

Notes	非常に完成度が高く，よく作られた診療ガイドラインだと思われました。各アイテムへの評価コメントを参考に，ご検討いただければと思います。アイテム13のコメントにも書きましたが，出版される前に，外部評価等の結果に基づいてどのように対応されたかを，記載されるようにお願いします。

（評価日：2023 年 4 月 24 日）

② AGREEⅡ評価結果への対応

・項目 2

　今回，標準制吐療法としてエビデンスが十分あり広く実臨床に浸透している内容については BQ として記述を行った。Ⅰ章 **7** の **④** Question の作成 に「BQ1〜7，BQ11 に関しては，前版では CQ であったが，基本的な情報または標準制吐療法としてエビデンスが十分あり，広く実臨床に浸透しているとして，改訂 WG の協議により BQ とした。」と追記した。Question の区分については，引き続き検討していく。

・項目 4

　疾患のガイドラインと違い，本ガイドラインに領域の専門家として参加しているわけではないため，専門分野・職種の情報は割愛している。

・項目 8

　ご指摘に従って，記載を修正した。

・項目 9

　ご指摘に従って，システマティックレビュー結果の公開予定についても，記載を追加した。

・項目 16

　エビデンスとしては限定的と思われるが，次版の検討課題としたい。

・項目 18

　施設間格差等の問題点は，現在検討している QI 調査としてのアンケート調査結果によって明らかにしたうえで，次版に反映したい。他科連携については重要な問題であり，次期改訂版で取り上げたい。

・項目 19

　本ガイドラインとは別に，患者用のガイドライン作成を検討中である。

・項目 20

　コストやリソースについてはエビデンスが乏しいが，継続課題としたい。

・項目 21

　ご指摘に従って，記載を追加した。

3. 投票結果

Question 情報			
Question No	Questions	推奨（CQ）/ステートメント（BQ・FQ）	
BQ1	高度催吐性リスク抗がん薬に対する制吐療法にはどのようなものがあるか？	高度催吐性リスク抗がん薬に対しては，オランザピン，5-HT$_3$受容体拮抗薬，NK$_1$受容体拮抗薬，デキサメタゾンを用いた4剤併用療法を行う。オランザピンの併用が困難な場合は，5-HT$_3$受容体拮抗薬，NK$_1$受容体拮抗薬，デキサメタゾンを用いた3剤併用療法を行う。	
BQ2	高度催吐性リスク抗がん薬に対する5-HT$_3$受容体拮抗薬の選択において考慮すべき点は何か？	高度催吐性リスク抗がん薬に対しては，3剤併用療法において，急性期の制吐効果はグラニセトロンなどの第1世代と第2世代のパロノセトロンでほぼ同等であるが，遅発期の制吐効果はパロノセトロンのほうが良好な傾向である。4剤併用療法時には第1世代と第2世代のどちらも選択可能だが，デキサメタゾンの投与期間を短縮する場合，あるいはオランザピンの併用が困難な場合には，パロノセトロンが優先される。	
BQ3	中等度催吐性リスク抗がん薬に対する制吐療法にはどのようなものがあるか？	中等度催吐性リスク抗がん薬による急性期の悪心・嘔吐に対しては，5-HT$_3$受容体拮抗薬とデキサメタゾンを併用する。催吐性が高いカルボプラチン（AUC≧4）においてはNK$_1$受容体拮抗薬を加えた3剤を併用する。	
BQ4	中等度催吐性リスク抗がん薬に対する5-HT$_3$受容体拮抗薬の選択において考慮すべき点は何か？	中等度催吐性リスク抗がん薬に対しては，第2世代の5-HT$_3$受容体拮抗薬であるパロノセトロンとデキサメタゾンによる2剤併用療法を行うが，NK$_1$受容体拮抗薬を追加する場合には第1世代の5-HT$_3$受容体拮抗薬を選択してもよい。	
BQ5	軽度・最小度催吐性リスク抗がん薬に対する制吐療法にはどのようなものがあるか？	軽度催吐性リスク抗がん薬に対する予防的制吐療法について，明確な根拠はないが，実臨床ではデキサメタゾンや5-HT$_3$受容体拮抗薬等が広く投与されている。最小度催吐性リスク抗がん薬に対しては，予防的制吐療法は行わない。	
CQ1	高度催吐性リスク抗がん薬の悪心・嘔吐予防として，3剤併用療法（5-HT$_3$受容体拮抗薬＋NK$_1$受容体拮抗薬＋デキサメタゾン）へのオランザピンの追加・併用は推奨されるか？	高度催吐性リスク抗がん薬の悪心・嘔吐予防として，3剤併用療法へのオランザピンの追加・併用を強く推奨する。	
CQ2	高度催吐性リスク抗がん薬の悪心・嘔吐予防として，デキサメタゾンの投与期間を1日に短縮することは推奨されるか？	高度催吐性リスク抗がん薬のうち，AC療法においては，悪心・嘔吐予防としてデキサメタゾンの投与期間を1日に短縮することを弱く推奨する。	
CQ3	中等度催吐性リスク抗がん薬の悪心・嘔吐予防として，NK$_1$受容体拮抗薬の投与は推奨されるか？	中等度催吐性リスク抗がん薬のうち，カルボプラチンによる治療においては，悪心・嘔吐予防としてNK$_1$受容体拮抗薬の投与を強く推奨する。	
CQ4	中等度催吐性リスク抗がん薬の悪心・嘔吐予防として，3剤併用療法（5-HT$_3$受容体拮抗薬＋NK$_1$受容体拮抗薬＋デキサメタゾン）へのオランザピンの追加・併用は推奨されるか？	中等度催吐性リスク抗がん薬の悪心・嘔吐予防として，3剤併用療法へのオランザピンの追加・併用を弱く推奨する。	
CQ5	中等度催吐性リスク抗がん薬の悪心・嘔吐予防として，2剤併用療法（5-HT$_3$受容体拮抗薬＋デキサメタゾン）へのオランザピンの追加・併用は推奨されるか？	推奨なし	
CQ6	中等度催吐性リスク抗がん薬の悪心・嘔吐予防として，デキサメタゾンの投与期間を1日に短縮することは推奨されるか？	中等度催吐性リスク抗がん薬の悪心・嘔吐予防として，5-HT$_3$受容体拮抗薬にパロノセトロンを投与する場合には，デキサメタゾンの投与期間を1日に短縮することを強く推奨する。	
CQ7	R±CHOP療法の悪心・嘔吐予防として，NK$_1$受容体拮抗薬の投与を省略することは推奨されるか？	R±CHOP療法の悪心・嘔吐予防として，NK$_1$受容体拮抗薬の投与を省略しないことを弱く推奨する。	
FQ1	軽度催吐性リスク抗がん薬の悪心・嘔吐予防として，5-HT$_3$受容体拮抗薬の投与は推奨されるか？	軽度催吐性リスク抗がん薬の悪心・嘔吐予防として，明確な根拠はないが，実臨床ではデキサメタゾン，5-HT$_3$受容体拮抗薬が広く投与されている。	
BQ6	予期性悪心・嘔吐に対する制吐療法にはどのようなものがあるか？	がん薬物療法による急性期・遅発期悪心・嘔吐の完全制御により，患者に悪心・嘔吐を経験させないことが最善の対策である。予期性悪心・嘔吐が生じた場合には，ベンゾジアゼピン系抗不安薬を投与する。	
BQ7	放射線治療による悪心・嘔吐に対する制吐療法にはどのようなものがあるか？	放射線照射部位によって催吐性リスク分類を行い，リスクに応じた制吐療法を行う。高度リスク（全身照射）では，予防的に5-HT$_3$受容体拮抗薬およびデキサメタゾンを投与する。中等度リスク（上腹部への照射，全脳全脊髄照射）では，予防的に5-HT$_3$受容体拮抗薬を投与する。デキサメタゾンを併用してもよい。	
CQ8	突出性悪心・嘔吐に対して，メトクロプラミドの投与は推奨されるか？	突出性悪心・嘔吐に対して，メトクロプラミドの投与を弱く推奨する。	
CQ9	細胞障害性抗がん薬の静脈内投与を連日受ける患者に対して，連日制吐療法は推奨されるか？	細胞障害性抗がん薬の静脈内投与を連日受ける患者に対して，連日制吐療法を行うことを強く推奨する。	
FQ2	経口抗がん薬の悪心・嘔吐予防として，制吐薬の投与は推奨されるか？	経口抗がん薬の悪心・嘔吐予防として，制吐薬の投与を推奨できる根拠はない。救済治療薬の処方と適切な休薬・減量による対応を行う。	
FQ3	悪心・嘔吐予防としてオランザピンを投与しても突出性悪心・嘔吐をきたした場合，オランザピンの追加投与は推奨されるか？	突出性悪心・嘔吐に対して，オランザピン投与後のオランザピン追加投与を推奨できる根拠はない。オランザピン以外の制吐薬を投与する。	
BQ8	制吐薬の投与経路選択において考慮すべき点は何か？	5-HT$_3$受容体拮抗薬とNK$_1$受容体拮抗薬による悪心・嘔吐の抑制効果と全身作用に基づく副作用は，承認用法・用量により静脈内投与と経口投与に差はなく，投与経路は患者の状況に応じて判断する。	
BQ9	制吐薬の注意すべき副作用にはどのようなものがあるか？	制吐薬の注意すべき副作用として，5-HT$_3$受容体拮抗薬とNK$_1$受容体拮抗薬では便秘や頭痛，ホスアプレピタントでは末梢静脈内投与による注射部位障害がある。オランザピンでは眠気やめまい，デキサメタゾンでは不眠や一過性の高血糖，メトクロプラミドでは錐体外路症状（アカシジア，急性ジストニア等）がある。	

推奨の強さ*	エビデンスの強さ*	合意率	投票人数	棄権	棄権者	行うことを強く推奨する/承認する** 人数	割合	行うことを弱く推奨する/承認しない** 人数	割合	行わないことを強く推奨する 人数	割合	行わないことを弱く推奨する 人数	割合
—	—	100%	24	1	安部正和	24	100%	0	0%				
—	—	100%	24	0		24	100%	0	0%				
—	—	100%	24	1	西村潤一	24	100%	0	0%				
—	—	100%	24	0		24	100%	0	0%				
—	—	100%	25	0		25	100%	0	0%				
1	B	95.7%	23	1	安部正和	22	95.7%	1	4.3%	0	0%	0	0%
2	B	95.5%	22	1	中島貴子	0	0%	21	95.5%	0	0%	1	4.5%
1	A	100%	22	1	西村潤一	22	100%	0	0%	0	0%	0	0%
2	C	87.5%	24	1	西村潤一	0	0%	21	87.5%	0	0%	3	12.5%
not graded	C	58.3%	24	0		0	0%	11	45.8%	0	0%	13	54.2%
			24	0		0	0%	9	37.5%	1	4.2%	14	58.3%
1	B	90.5%	21	2	沖田憲司・中島貴子	19	90.5%	2	9.5%	0	0%	0	0%
2	C	91.7%	24	0		0	0%	2	8.3%	0	0%	22	91.7%
—	—	100%	22	0		22	100%	0	0%				
—	—	100%	25	0		25	100%	0	0%				
—	—	100%	24	0		24	100%	0	0%				
2	B	95.8%	24	0		0	0%	23	95.8%	0	0%	1	4.2%
1	D	95.8%	24	0		23	95.8%	1	4.2%	0	0%	0	0%
—	—	100%	22	0		22	100%	0	0%				
—	—	100%	22	0		22	100%	0	0%				
—	—	100%	19	0		19	100%	0	0%				
—	—	100%	23	0		23	100%	0	0%				

（次ページにつづく）

付録

	Question 情報		
Question No	Questions	推奨 (CQ)/ステートメント (BQ・FQ)	
BQ10	免疫チェックポイント阻害薬を併用したがん薬物療法における制吐療法はどのように行うか？	免疫チェックポイント阻害薬を併用する場合には，がん薬物療法の催吐性リスクに応じた制吐療法を行う。免疫チェックポイント阻害薬の投与を理由に，制吐療法としてのデキサメタゾンの減量は行わない。	
CQ10	悪心・嘔吐に対して，非薬物療法を併施することは推奨されるか？	悪心・嘔吐に対して，非薬物療法を併施しないことを弱く推奨する。	
CQ11	予期性悪心・嘔吐に対して，非薬物療法は推奨されるか？	予期性悪心・嘔吐に対して，非薬物療法を行わないことを弱く推奨する。	
BQ11	制吐療法の効果に影響を及ぼす患者関連因子にはどのようなものがあるか？	制吐療法の効果を低下させる患者関連因子には，若年，女性，飲酒習慣なし，乗り物酔いや妊娠悪阻の経験，がある。患者背景に応じた制吐療法の強化を検討する。	
BQ12	自宅など病院外で生じた悪心・嘔吐のコントロールにあたって，求められる支援は何か？	患者が自身の症状評価を適切に行い，重篤な症状や困りごとがある場合には病院へ速やかに連絡・受診できるよう支援する。自宅でも悪心・嘔吐をコントロールできるよう，救済治療薬の服用方法について指導する。	
BQ13	悪心・嘔吐に対する患者の効果的なセルフケアを促進するために，求められる情報提供や支援は何か？	看護師，薬剤師等の医療チームは，医師からの説明に加え，予測される悪心・嘔吐の程度，発現時期，持続期間，生活への影響，制吐薬の種類や服用方法やその副作用，緊急時の連絡方法，生活の工夫など，治療前から継続した情報提供と支援を行う。患者が必要時に確認できるような教育資料等を活用しながら，個別性を踏まえて対応する。	
CQ12	悪心・嘔吐の評価に，患者報告アウトカムを用いることは推奨されるか？	悪心・嘔吐の評価に，患者報告アウトカムを用いることを強く推奨する。	

* 推奨の強さ・エビデンスの強さは，7 ページの表 3 を参照。特定の診療行為の推奨を意味しない場合は，「─」としている。

**特定の診療行為を推奨する内容ではない Question については，ステートメントの承認可否に関する投票を行った。

推奨の強さ*	エビデンスの強さ*	合意率	投票参加者			行うことを強く推奨する/承認する**		行うことを弱く推奨する/承認しない**		行わないことを強く推奨する		行わないことを弱く推奨する	
			投票人数	棄権	棄権者	人数	割合	人数	割合	人数	割合	人数	割合
—	—	100%	24	0		24	100%	0	0%				
2	D	83.3%	23	0		0	0%	7	30.4%	1	4.3%	15	65.2%
			24	0		0	0%	3	12.5%	1	4.2%	20	83.3%
2	D	95.8%	24	0		0	0%	0	0%	1	4.2%	23	95.8%
—	—	100%	22	0		22	100%	0	0%				
—	—	100%	19	0		19	100%	0	0%				
—	—	100%	19	0		19	100%	0	0%				
1	B	100%	22	1	中島貴子	22	100%	0	0%	0	0%	0	0%

付録

索 引

和 文

制吐薬適正使用ガイドライン
2023 年 10 月改訂 第 3 版

2010 年 5 月10日	第 1 版発行
2015 年 10月29日	第 2 版発行
2023 年 10月20日	第 3 版第 1 刷発行

編 集	一般社団法人 日本癌治療学会
発行者	福村　直樹
発行所	金原出版株式会社

〒113-0034 東京都文京区湯島 2-31-14

電話　編集　（03）3811-7162
　　　営業　（03）3811-7184
FAX　　　（03）3813-0288
振替口座　00120-4-151494
http://www.kanehara-shuppan.co.jp/

©日本癌治療学会, 2010, 2023

検印省略

Printed in Japan

ISBN 978-4-307-20439-2　　　印刷・製本／三報社印刷㈱

JCOPY ＜出版者著作権管理機構　委託出版物＞

WEB アンケートにご協力ください

読者アンケート（所要時間約 3 分）にご協力いただいた方の中から
抽選で毎月 10 名の方に図書カード 1,000 円分を贈呈いたします。
アンケート回答はこちらから ➡
https://forms.gle/U6Pa7JzJGfrvaDof8